Sheila Clavijos Bautista
Taida Rodríguez Martínez
Noemí Manresa Ramón

Medicamentos peligrosos

AF523352

Sheila Clavijos Bautista
Taida Rodríguez Martínez
Noemí Manresa Ramón

Medicamentos peligrosos

Correcta preparación y administración en un hospital de tercer nivel.

PUBLICIA

Imprint
Any brand names and product names mentioned in this book are subject to trademark, brand or patent protection and are trademarks or registered trademarks of their respective holders. The use of brand names, product names, common names, trade names, product descriptions etc. even without a particular marking in this work is in no way to be construed to mean that such names may be regarded as unrestricted in respect of trademark and brand protection legislation and could thus be used by anyone.

Cover image: www.ingimage.com

Publisher:
PUBLICIA
is a trademark of
International Book Market Service Ltd., member of OmniScriptum Publishing Group
17 Meldrum Street, Beau Bassin 71504, Mauritius

Printed at: see last page
ISBN: 978-620-2-43229-0

Copyright © Sheila Clavijos Bautista, Taida Rodríguez Martínez, Noemí Manresa Ramón
Copyright © 2020 International Book Market Service Ltd., member of OmniScriptum Publishing Group

Clasificación de medicamentos peligrosos: correcta preparación y administración en un hospital de tercer nivel

Hazardous drugs classification: correct preparation and administration in a tertiary hospital

Autora: Clavijos Bautista, Sheila

Coautores: Taida Rodríguez Martínez, Dra. Noemí Manresa Ramón

ÍNDICE

Índice de abreviaturas

AEMPS	Agencia Española de Medicamentos y Productos Sanitarios
ASSTSAS	*Association Paritaire Pour La Santé Et La Sécurité Du Travail Du Secteur Affaires Sociales*
ASHP	*American Society of Hospital Pharmacists*
ATC	*Anatomical, Therapeutic, Chemical Classification System*
BOE	Boletín Oficial del Estado
CFT	Comisión de Farmacia y Terapéutica
CSB	Cabina de Seguridad Biológica
CSB I	Cabina de Seguridad Biológica clase I
CSB II	Cabina de Seguridad Biológica clase II
CSDT	*Closed Systems Drug Transfer*
EPI	Equipo de Protección Individual
EMA	*European Medicines Agency*
FDA	*Food and Drug Administration*
FF	Forma farmacéutica
GFT	Guía Farmacoterapéutica
HD	*Hazardous Drug*
HMM	Hospital Morales Meseguer
HPS	*Hospital Pharmacy Service*
IARC	*International Agency for Research on Cancer.*
INSHT	Instituto Nacional de Salud e Higiene en el Trabajo
MIV	Mezclas Intravenosas
MP	Medicamento Peligroso
NIOSH	*National Institute for Occupational Safety and Health*
NTP	Notas Técnicas de Prevención
ONB	*Optimal Normal Basis*
RD	Real Decreto
RE	Riesgo en el Embarazo
SCTM	Sistema Cerrado de Transferencia de Medicamentos
SFH	Servicio de Farmacia Hospitalaria
SPRL	Servicio de Prevención de Riesgos Laborales

Índice de tablas

Índice de figuras

Resumen/ Palabras clave

El riesgo al que está expuesto el personal sanitario en relación a la manipulación de medicamentos supone una problemática a la hora de establecer protocolos de seguridad laboral. El perfil de seguridad (beneficio/ riesgo) está justificado en el tratamiento clínico de determinadas patologías. Sin embargo, para el personal sanitario o responsable del cuidado de un enfermo, no existe ningún beneficio clínico, siendo indispensable la correcta manipulación para garantizar la seguridad. En la actualidad, la legislación establece medidas de prevención en la elaboración, preparación y administración.

En el año 2016 el *National Institute for Occupational Safety and Health* (NIOSH) establece la lista de Medicamentos Peligrosos (MP) clasificando estos en tres grupos de riesgo: grupo 1 (medicamentos antineoplásicos), grupo 2 (medicamentos no antineoplásicos pero que cumplen al menos un criterio de riesgo) y grupo 3 (medicamentos que afectan al riesgo reproductivo).

El objetivo del trabajo del trabajo fue llevar a cabo un estudio de toda la medicación peligrosa parenteral y oral en un hospital de tercer nivel que podía afectar al personal sanitario. Se realizó una revisión sistemática de la medicación incluida en la guía farmacoterapéutica, contrastando con el Documento Técnico de Medicamentos Peligrosos publicado por el Instituto Nacional de Salud e Higiene en el Trabajo (INSHT), así como una revisión de los nuevos medicamentos que se han incluido tras la publicación de este documento o que suponen un riesgo para el personal sanitario, al ser fármacos cuya comercialización es posterior a la publicación de los documentos.

Tras la evaluación de la situación real en el Hospital Morales Meseguer se pone de manifiesto que, la manipulación de los medicamentos del grupo 1 (antineoplásicos) no plantea problemas a la hora de su preparación y administración. Para su correcta identificación y dada la constante autorización y comercialización de nuevas terapias dirigidas pertenecientes a este grupo terapéutico, es fundamental una constante revisión de los medicamentos de este grupo (el 22% de los nuevos medicamentos incluidos en la guía farmacoterapéutica en los últimos tres años, pertenecen a este grupo).

Sin embargo, la identificación y elaboración de los grupos 2 y 3 se realiza sin tener en cuenta las medidas de prevención descritas en los documentos de referencia. Al no existir una reglamentación a nivel nacional, su preparación y administración queda supeditada a las características de cada Centro. Se deben establecer las medidas preventivas necesarias para la correcta preparación y administración de estos medicamentos, para ello se deben plantear cambios en los protocolos de preparación mediante la centralización en el

Servicio de Farmacia Hospitalaria (SFH), la adquisición de sistemas de transferencia cerrados de transferencia de medicamentos (SCTM) para la manipulación en casos de urgencias, la correcta identificación de cada uno de ellos, así como la realización de sesiones informativas al personal implicado.

Palabras clave: *medicamento peligroso, NIOSH, antineoplásico, prevención, administración, elaboración.*

Abstract/ Key words

The risk to which health professionals are exposed in relation to the handling of medicines poses a problem when establishing occupational safety protocols. The safety profile (benefit / risk) is justified in the clinical treatment of certain pathologies. However, for health professionals or responsible for the care of a patient there is no clinical benefit, being proper handling essential to guarantee safety. At present, the legislation establishes preventive measures in the elaboration, preparation and administration.

In 2016, the National Institute for Occupational Safety and Health (NIOSH) establishes the list of Hazardous Drugs (HD), classifying them into three risk groups: list 1 (antineoplastic drugs), list 2 (non-antineoplastic drugs, but that comply with at least a risk criterion) and list 3 (drugs that affect reproductive risk).

The main aim of this work is to carry out a review of all dangerous parenteral and oral medicines that may affect health professionals in a tertiary hospital. A systematic review of the medication included in the pharmacotherapeutic guide has been conducted, contrasting with the Technical Document on Dangerous Drugs published by the National Institute of Health and Hygiene at Work (known in Spanish as INSHT), as well as a bibliographic review of the new medicines that have been included after the publication of this document or that pose a risk since they belong to therapeutic risk groups or are drugs whose commercialisation is subsequent to the publication of the documents.

After the evaluation of the real situation in the hospital, it becomes clear that the handling the drugs from group 1 (antineoplastics) does not pose problems when it is prepared and administered. For its correct identification, and given the constant authorisation and commercialisation of new targeted therapies belonging to this therapeutic group, a constant review of the drugs of this group is essential (22% of the new drugs included in the pharmacotherapeutic guide in the last three years belong to this group).

However, the identification and elaboration of groups 2 and 3 are done without taking into account the preventive measures described in the reference documents. Since there is no mandatory regulation at the national level to regulate its preparation and administration, it is relegated to the characteristics of each centre. The preventive measures necessary for the correct preparation and administration of these drugs must be established, for which changes in the preparation protocols must be proposed through the centralisation in the Hospital Pharmacy Service (HPS), the acquisition of closed systems drug transfer devices (CSDT) for the manipulation in cases of emergencies, the correct identification of each of them, as well as the conducting of informative sessions to the staff involved.

Key words: Hazardous drug, NIOSH, antineoplastic, prevention, administration, elaboration.

1 Introducción

Los trabajadores sanitarios están expuestos cuando manipulan, preparan o administran medicamentos peligrosos (MP), esto pueden suponer graves riesgos para su salud como alteraciones cutáneas, el desarrollo de cáncer, así como trastornos reproductivos. Se deben establecer programas de vigilancia médica que permitan la protección del personal que manipula estos MP en el lugar de trabajo[1].

Está bien documentado que los trabajadores sanitarios que manejan medicamentos citotóxicos tienen un riesgo potencial tanto por exposición directa, como por contaminación residual [2, 3] especialmente, cuando las medidas de control son inadecuadas, a pesar de las mejoras en las políticas de seguridad. Esto se debe, entre otras razones, a la creciente utilización de fármacos citotóxicos en el tratamiento de pacientes con neoplasias malignas, el cáncer sigue constituyendo una de las principales causas de morbilidad del mundo, con una proporción en el año 2012 de aproximadamente 14 millones de casos nuevos en el mundo y con unas estimaciones poblacionales que indican que el número de casos nuevos probablemente aumente en un 70 % en las próximas décadas, alcanzando los 24 millones de casos aproximadamente en el año 2035[4]. Esto conlleva, por tanto, un incremento en la exposición de los trabajadores sanitarios[5]. Además, el creciente uso de citostáticos en otras especialidades ha incrementado el número de trabajadores expuestos. En particular, las enfermeras, los farmacéuticos y los técnicos de farmacia tienen el mayor riesgo de estar potencialmente expuestos[6].

Un meta análisis de 14 estudios realizados entre 1966 y 2004 en los Estados Unidos y Europa describió una asociación entre la exposición a fármacos antineoplásicos y los efectos reproductivos adversos en los trabajadores sanitarios[7]. Además, el riesgo asociado a la contaminación por estos medicamentos en la población es cada vez mayor, esta se puede encontrar en numerosas superficies, por lo que son necesarias medidas higiénicas y de protección adecuadas para minimizar el riesgo de exposición para los cohabitantes, siendo función del personal sanitario la correcta información al paciente[8]. Las principales vías de exposición se producen mediante inhalación, contacto con la piel, absorción de la piel, ingestión o inyección[9], siendo la vía dérmica la principal causa de la toxicidad laboral. El contacto de la piel con un medicamento ocurre cuando se elaboran las preparaciones, en la apertura de ampollas y viales, por problemas de seguridad relacionados con pinchazos de aguja o lesiones de viales rotos y tocar superficies contaminadas, así como, por contacto personal con el enfermo, contacto con la ropa de cama, ropa y material biológico de los pacientes oncológicos. La evidencia de la absorción de la piel es la presencia de citostáticos, o sus metabolitos, en muestras de material biológico. (aire exhalado, fluidos corporales, tejidos) de la persona expuesta. Desde 1996 se ha evidenciado la presencia de una serie de citostáticos (ciclofosfamida, metotrexato, ifosfamida, epirubicina, cisplatino, carboplatino) o sus metabolitos en la orina del personal sanitario[10,11]. Sin embargo, no únicamente los medicamentos citostáticos plantean una problemática a la hora de ser preparados o administrados, son muchos otros los fármacos que a lo largo de los años han planteado un riesgo para la salud de los trabajadores por su potencial carcinógeno, teratógeno o por plantear problemas de toxicidad reproductiva. Por este motivo desde hace un par de décadas, son multitud los documentos publicados en relación a la correcta manipulación de estos "medicamentos biopeligrosos", permitiendo clasificarlos y de este modo estableciendo normativas oportunas que protejan al personal en riesgo de exposición.

Sobre los Servicios de Farmacia Hospitalaria, de acuerdo con la normativa legal vigente en España según el artículo 7 del Real Decreto Ley 16/2012, de 20 de abril, sobre medidas urgentes para garantizar la sostenibilidad del Sistema Nacional de Salud y mejorar la calidad y seguridad de sus prestaciones[12], en el marco del uso racional del medicamento, recae la responsabilidad técnica de la preparación de medicamentos en los hospitales. Además, las preparaciones cuyas características supongan un riesgo para el personal y el medio ambiente (citostáticos y biopeligrosos) deben centralizarse en áreas especializadas dentro de estos que permitan la preparación segura minimizando de este modo los riesgos[13].

Todo esto hace necesaria la revisión de los medicamentos que se manipulan en los servicios de farmacia, permitiendo su clasificación y el establecimiento de protocolos que permitan la correcta formación y prevención de riesgos en el personal expuesto.

1.1 Medicamentos peligrosos: definición y legislación actual

1.1.1 Definición

La definición de medicamentos peligrosos (MP) está basada en la desarrollada originalmente en 1990 por la *American Society of Hospital Pharmacists* (ASHP), y define como medicamentos biopeligrosos aquellos que incluyen alguna de las siguientes seis características en humanos o animales: carcinogenicidad; teratogenicidad; toxicidad reproductiva; toxicidad en los órganos a bajas dosis; genotoxicidad; nuevos medicamentos con perfiles estructurales o de toxicidad que imitan a los medicamentos existentes determinados como peligrosos por los anteriores criterios[14]. Esta clasificación incluye aquellos que se usan para la quimioterapia contra el cáncer, medicamentos antivirales, hormonas, algunos medicamentos biológicos y otros grupos de medicamentos. En el año

2004 el "*National Institute for Occupational Safety and Health*" (NIOSH) tomó esta definición y publicó la primera clasificación de medicamentos peligrosos[9], esta fue actualizada en 2010, 2012, y 2014. La actualización de 2016 constituye la última revisión de estos y la base de la clasificación actual, categorizando estos medicamentos en tres grupos de riesgo[15]:

- Grupo 1: Medicamentos antineoplásicos.
- Grupo 2: Medicamentos no antineoplásicos que cumplen alguno de los criterios descritos en la definición de ASHP.
- Grupo 3: Medicamentos que suponen un determinado riesgo para el proceso reproductivo, afectando a ambos géneros si están intentando concebir, así como a mujeres gestantes o en periodo de lactación, pero que no suponen un riesgo para el resto del personal.

En 2016 el "Instituto Nacional de Salud e Higiene en el Trabajo" (INSHT) elabora un Documento Técnico que establece la lista de medicamentos peligrosos de uso en España, con recomendaciones sobre manipulación, medidas de prevención asociadas y, en su caso, equipos de protección individual a utilizar[16].

Por tanto, siguiendo las recomendaciones publicadas en el Documento Técnico del INSHT, como norma general: "los Medicamentos Peligrosos deben estar identificados durante el proceso de su utilización, abarcando toda la cadena de su gestión, recepción, desempaquetado, reenvasado, almacenaje, transporte, contaje, reenvasado, preparación, administración limpieza y eliminación de residuos. Es necesario que se disponga de advertencias de manejo en los sistemas informáticos de prescripción y administración electrónica"[16].

1.1.2 Legislación actual

En España existe legislación vigente que reglamenta el empleo y protección necesaria, así como documentos de interés relacionados con la protección de los trabajadores frente al riesgo de exposición a Medicamentos Peligrosos (MP) destacando entre ellas:

1.1.2.1 *"Ley 31/1995, de 8 de noviembre, de Prevención de Riesgos Laborales."*

Esta ley basada en el artículo 40.2 de la Constitución Española: "...encomienda a los poderes públicos, como uno de los principios rectores de la política social y económica, velar por la seguridad e higiene en el trabajo. Este mandato constitucional conlleva la necesidad de desarrollar una política de protección de la salud de los trabajadores mediante la prevención de los riesgos derivados de su trabajo y encuentra en la presente Ley su pilar fundamental"[17].

1.1.2.2 *"Real Decreto 39/1997, de 17 de enero, por el que se aprueba el Reglamento de los Servicios de Prevención."*

Se establece el tratamiento de aquellos aspectos que hacen posible la prevención de los riesgos laborales, desde su nueva perspectiva, como actividad integrada en el conjunto de actuaciones de la empresa y en todos los niveles jerárquicos de la misma, a partir de una planificación que incluya la técnica, la organización y las condiciones de trabajo, presidido todo ello por los mismos principios de eficacia, coordinación y participación que informan la Ley[18].

1.1.2.3 *"Real Decreto 665/1997, de 12 de mayo, sobre la Protección de los Trabajadores contra los riesgos relacionados con la exposición a agentes cancerígenos durante el trabajo."*

Mediante este real decreto se establecen: "disposiciones mínimas aplicables a las actividades en las que los trabajadores estén o puedan estar expuestos a agentes cancerígenos o mutágenos como consecuencia de su trabajo, sin perjuicio de aquellas disposiciones específicas contenidas en la normativa vigente relativa a la protección sanitaria contra las radiaciones ionizantes"[19].

1.1.2.4 *"Real Decreto 374/2001, de 6 de abril, sobre la Protección de la salud y seguridad de los trabajadores contra los riesgos relacionados con los agentes químicos durante el trabajo."*

Se establecen: "disposiciones mínimas para la protección de los trabajadores contra los riesgos derivados o que puedan derivarse de la presencia de agentes químicos en el lugar de trabajo, que impliquen el contacto de éste con el trabajador, normalmente por inhalación o por vía dérmica o de cualquier actividad con agentes químicos"[20].

1.1.2.5 *"Real Decreto 598/2015, de 3 de julio, por el que se modifican el Real Decreto 39/1997, de 17 de enero, por el que se aprueba el Reglamento de los servicios de prevención; el Real Decreto 485/1997, de 14 de abril, sobre disposiciones mínimas en materia de señalización de seguridad y salud en el trabajo; el Real Decreto 665/1997, de 12 de mayo, sobre la protección de los trabajadores contra los riesgos relacionados con la exposición a agentes cancerígenos durante el trabajo y el Real Decreto 374/2001, de 6 de abril, sobre la protección de la salud y seguridad de los trabajadores contra los riesgos relacionados con los agentes químicos durante el trabajo."*

Este RD establece una serie de modificaciones sobre los anteriores con el objetivo de adaptar la legislación nacional actual al contenido de la Directiva 2014/27/UE del

Parlamento Europeo ajustándose de este modo al actual sistema para la clasificación y el etiquetado de sustancias y mezclas, mediante el presente real decreto que modifica a todos los demás citados[21].

En relación a los documentos de consulta disponibles, la clasificación de mayor impacto a nivel nacional es la realizada por el INSHT en 2016 basada a su vez en la clasificación NIOSH 2014 y el borrador NIOSH de 2016[9,15,16].

1.2 Estructuras y medidas de seguridad recomendadas

1.2.1 Cabinas de seguridad biológica (CSB)

Siguiendo las recomendaciones establecidas en la guía de buenas prácticas de preparación de fármacos en los Servicios de Farmacia Hospitalaria: "Las preparaciones que por sus especiales características puedan entrañar un peligro para el personal y el medio ambiente (citotóxicos y biopeligrosos) deben realizarse en las unidades centralizadas del servicio de farmacia del hospital. Para este tipo de preparaciones se debe disponer de una zona confinada y exclusiva que asegure la manipulación segura y minimice los riesgos bajo cabinas de seguridad biológica. En todo caso para este tipo de productos se debe seguir lo establecido por la normativa legal vigente"[13].

La guía de buenas prácticas "NTP 233: Cabinas de seguridad biológica" define las cabinas de seguridad biológica como "una cabina proyectada para ofrecer protección al usuario y al ambiente de los riesgos asociados al manejo de material infeccioso y otros materiales biológicos peligrosos, excluyendo materiales radiactivos, tóxicos y corrosivos"[22].

Para las preparaciones de productos peligrosos además de las precauciones necesarias frente a la contaminación de los medicamentos (por ejemplo, la calidad del aire en la sala o el empleo de sistemas de esclusas con presión positiva) se debe proteger al personal en riesgo y el entorno empleando sistemas de presión negativa. Las cabinas de flujo laminar horizontal no son adecuadas para este tipo de preparaciones; en su lugar, se deben utilizar CSB con un flujo de aire hacia abajo, canalizado verticalmente desde la cabina y nunca hacia el personal que manipula el producto[13].

Las cabinas de seguridad biológica se clasifican:

Cabina seguridad biológica tipo I (flujo laminar horizontal): con un fundamento similar al de una campana de humos, esta trabaja bajo presión negativa con una abertura frontal. Su uso no evita el contacto frente a materiales peligrosos, ni la posible contaminación de estos en el caso en el que sea necesario[22].

Cabina seguridad biológica tipo II (Flujo Laminar Vertical): ofrece protección para el personal que manipula estos, así como de dichos materiales frente a la contaminación externa (Figura 1). El área de trabajo es recorrida por un flujo descendente de aire filtrado estéril[22].

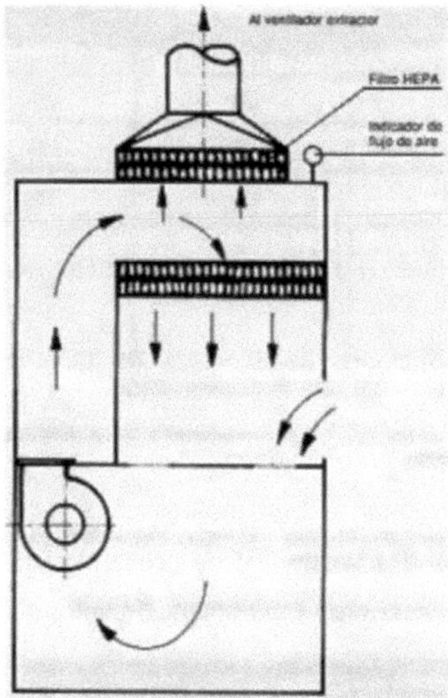

Figura 1: Cabina seguridad biológica tipo II. Disponible en NPT 233[22]

Hay 2 tipos de cabinas Clase II. Estas se diferencian en base a la proporción de aire recirculado, la velocidad de aire en la abertura frontal y sobre el área de trabajo[22].

- CSB. Clase II Tipo A → Aproximadamente un 70% del volumen total de aire es recirculado sobre el área de trabajo, mientras que el 30% restante es extraído.
- CSB. Clase II Tipo B →Aproximadamente un 30% del volumen total de aire es recirculado sobre el área de trabajo, mientras que en este caso el 70% restante es extraído.

Cabina seguridad biológica tipo III: En este caso la cabina está sellada herméticamente, permitiendo el aislamiento completo del personal del producto que esté manipulando mediante barreras físicas como un panel frontal cerrado por completo y el empleo guantes[22].

Para la elaboración de los MP se requieren equipos de protección colectiva como la CSB tipo II para los MP estériles (preferiblemente el tipo A) y para los no estériles, CSB tipo I[16, 23].

1.2.2 Protección del usuario

Los equipos de protección individual (EPI) son todo aquel equipo de trabajo destinado a la protección del posible riesgo hacia la seguridad o la salud de los trabajadores. Deben ser implantados cuando la protección colectiva es insuficiente para eliminar dicho riesgo o plantea una limitación. El RD 773/1997[24] recoge las exigencias mínimas de seguridad y salud vinculadas al uso de EPI.

La Guía Técnica publicada por el INSHT[25] refleja los EPI necesarios y, además, específica las características técnicas que deben disponer. Además, matiza que en caso de dudas contacten con el Servicio de Prevención de Riesgos Laborales (SPRL). De forma general, se hace referencia a las siguientes características y normas mínimas:

- Doble guante o guante simple: el material debe ser nitrilo, poliuretano, neopreno (baja concentración de alérgenos). Importante indicar que serán libres de polvo, especialmente talco. El uso de vinilo tampoco es recomendado por su elevada permeabilidad[26]. Su uso es protección dual (frente al paciente y frente al profesional).
- Bata: su material no desprenderá fibras ni tampoco partículas. La abertura será trasera, las mangas siempre largas y deben disponer de puños elásticos ajustables mediante una goma. La permeabilidad será baja sobre todo en el pecho y vientre y a nivel de mangas largas para evitar la absorción de sustancias químicas como los MP o que ceda algún tipo de partícula[25].
- Protección respiratoria: mascarillas con filtro especial *Filtering Facepiece Particles 3* (FFP3). Debemos tener en cuenta que las mascarillas quirúrgicas no protegen frente a aerosoles u otras sustancias químicas volátiles[3].
- Protección ocular: gafas con montura panorámica que protegen la región orbital[16].

1.2.3 Sistemas de transferencia cerrado de medicamentos (SCTM).

La evaluación del riesgo al que está expuesto el personal laboral que manipula medicamentos peligrosos, se ha basado tradicionalmente en la determinación de citostáticos mediante la determinación de estos en el medio ambiente de contacto como superficies de trabajo o aire que rodea la preparación[2]. El origen de esta contaminación es variado siendo la salpicadura en su manipulación uno de los principales factores de riesgo. Las CSB empleadas de manera correcta permiten obtener un nivel de seguridad elevado, sin embargo, se debe valorar el riesgo de contaminación del material en ellas manipulado, lo que expone al resto de usuarios o ambiente en contacto con estas a la contaminación[27].

Durante la preparación o administración de estos fármacos, existe por tanto un mayor riesgo de contaminación, siendo las fugas o la creación de aerosoles durante la conexión y la desconexión de jeringas y tubos de los puertos de inyección uno de los principales riesgos para el trabajador expuesto. Existen sistemas de circuito cerrado para la preparación y administración que han demostrado tener una efectividad significativa en la reducción del nivel de contaminación, tanto en los trabajadores como en el entorno laboral[28].

La definición de un SCTM por el NIOSH: "*un dispositivo que no intercambia aire ni contaminante con el medio ambiente*"; o como "un sistema que mecánicamente *no permite la transferencia de contaminantes ambientales dentro del dispositivo, ni el escape de fármacos de alto riesgo o sus vapores fuera del mismo*"[29].

En España, así como en el resto de Europa no existe regulación específica sobre los SCTM. En nuestro país estos equipos son considerados productos sanitarios, regulados por el RD 1591/2009, y clasificados en la clase IIA. Por ello es necesario avanzar en la evaluación y recomendaciones de uso de estos dispositivos[28]. Existen notas técnicas de prevención del INSHT como la NTP 740 [26] o la NTP 1.134[30], así como las recomendaciones establecidas en el Documento Técnico de Medicamentos Peligrosos[16] o en la Monografía de Farmacia Hospitalaria y Atención Primaria de MP[31] que no son obligatorias pero si recomendaciones con impacto.

Además, la situación actual europea es que no existe regulación específica frente a los dispositivos cerrados mientras que en Estados Unidos sí. La *Food and Drug Administration* (FDA) establece un código de producto *Optimal Normal Basis* (ONB) que define como "aquellos sistemas que en el ámbito sanitario permiten la reconstitución y transferencia de antineoplásicos y medicamentos peligrosos reduciendo la exposición del personal sanitario". Los SCTM reducen los riesgos de derrames y exposiciones accidentales por manipulación de los contenedores y de los sistemas de infusión en la administración.

Las características definidas por la FDA para la obtención del código ONB son que el sistema debe cumplir con los siguientes criterios: ser hermético; sistema antigoteo; y prevenir la contaminación microbiológica. Hasta el momento no se han establecido test específicos para evaluar dichos criterios[31].

En la actualidad existen 5 sistemas que han obtenido el certificado ONB en el mercado nacional, todos ellos deben cumplir, además de con los criterios descritos previamente para obtener el certificado con una serie de condiciones como son[30]:

- No contaminación del trabajador ni del aire ambiental.
- Fiabilidad en la inyección y fácil manejo.
- Asepsia de la preparación y del material en contacto.
- Capacidad de lograr el vaciado total.
- Adecuación o universalidad en el tamaño de las conexiones.
- Precisión volumétrica.
- Diseño ergonómico y seguro.

La selección de estos SCTM debe establecerse mediante la valoración del riesgo asociado a la exposición a MP. No se garantiza el adecuado funcionamiento de estos por separado, es decir, debe seleccionarse el sistema a utilizar de manera completa, utilizando sus diferentes componentes de manera secuencial (adaptadores, conectores y jeringas) según las instrucciones establecidas por cada fabricante. Además, estos sistemas sólo deben utilizarse de *forma complementaria* al resto de medidas de prevención de riesgos colectivas: técnicas (instalaciones de salas limpias clasificadas y CSB), organizativas (entrenamiento del personal, técnicas adecuadas de manipulación, mantenimiento de las estructuras) e individuales (EPI)[31-32].

En España actualmente son cuatro los sistemas más utilizados:

1.- Sistema de intercambio de aire-líquido de doble aguja para equilibrar las presiones. Sistema *Equashield*® (Figura 2)

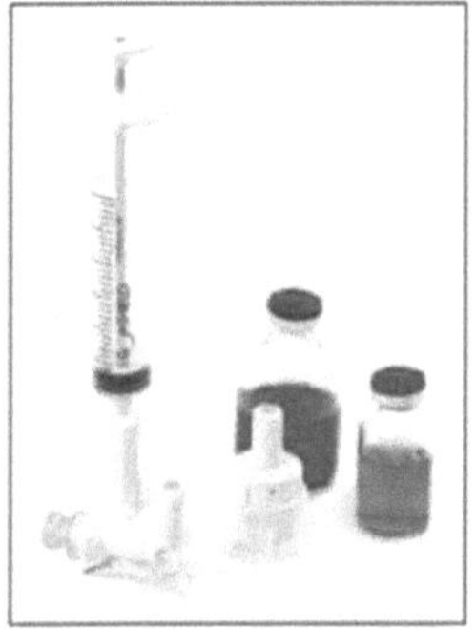

Figura 2: Sistema Equashield®
Disponible en NTP 1.134[30]

2.- Sistema de tres componentes: Protector del vial del fármaco, inyector y conector. Sistema Phaseal® (Figura 3)

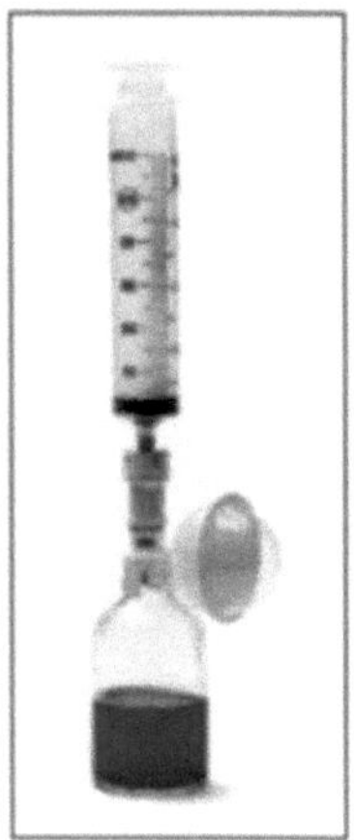

Figura 3: Sistema Phaseal®
Disponible en NTP 1.134[30]

3.- Sistema con adaptador a vial y jeringa, que compensa presiones en el vial. Adaptadores ICU Medical® (Figura 4)

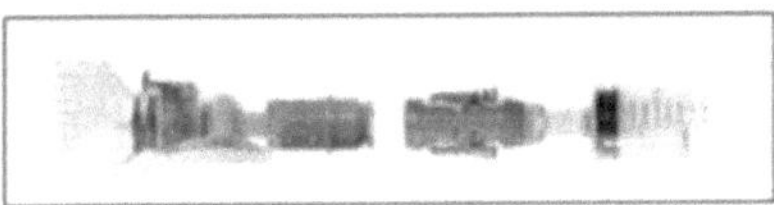

Figura 4: Adaptadores ICU Medical®.
Disponible en NTP 1.134[30]

4.- Sistema de transferencia con doble filtración y compensación de presiones. Sistema Tevadaptor®. (Figura 5)

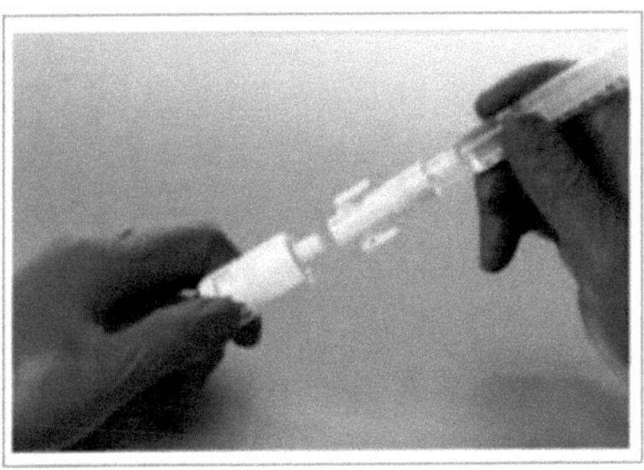

Figura 5: Sistema Tevadaptor®.
Disponible en NTP 1.134[30]

2 Objetivos

2.1 Objetivo principal

El principal objetivo del presente trabajo fue llevar a cabo un estudio de los fármacos incluidos en la guía farmacoterapéutica de un hospital de tercer nivel, identificando los medicamentos peligrosos incluidos en ella, mediante la revisión de las guías y documentos disponibles. Además, se completa con una revisión de todos aquellos nuevos medicamentos que pueden no estar incluidos en ellas pero que suponen un riesgo para el personal sanitario, para de este modo, poder establecer las medidas básicas de prevención en su manipulación, tanto en la preparación como en la administración.

2.2 Objetivos secundarios

- La implantación de un circuito de fármacos peligrosos de administración oral e intravenosa, estableciendo las medidas de prevención necesarias para la preparación y administración de estos.
- La evaluación de la situación actual en un hospital de tercer nivel.
- La creación de nuevos protocolos de empleo centralizando la preparación de medicamentos peligrosos en el Servicio de Farmacia Hospitalaria.
- La adquisición y empleo de sistemas cerrados de transferencia de medicamentos.
- La formación del personal implicado.
- La identificación de los MP orales para su correcta administración en planta.

3 Material y métodos

3.1 Diseño del estudio

Se trata de un estudio unicéntrico, observacional y prospectivo realizado en el área de farmacotecnia y mezclas intravenosas (MIV) del Servicio de Farmacia Hospitalaria (SFH) del Hospital Morales Meseguer (HMM) de Murcia. El estudio se ha llevado a cabo entre febrero y mayo de 2019. En su desarrollo se han utilizado los criterios de inclusión y exclusión desarrollados en la Tabla 1.

Tabla 1: Criterios de inclusión y exclusión utilizados en el presente estudio

Criterios inclusión	Criterios exclusión
Medicamentos incluidos en la guía farmacoterapéutica del hospital. Medicamentos no incluidos en la guía farmacoterapéutica, cuyo consumo mínimo anual fuera superior a 100 unidades.	Fármacos del grupo terapéutico ATC L01 (citostáticos) administrados por vía parenteral, ya que todos ellos se preparan en cabinas de seguridad biológica tipo II y cumplen todas las medidas de seguridad del grupo 1 de la clasificación del Instituto Nacional de Seguridad e Higiene en el Trabajo (INSHT). Algunos fármacos no incluidos en la guía farmacoterapéutica, solicitados en casos aislados, cuyo consumo anual queda relegado a un número reducido de unidades (<100). Medicamentos utilizados para las preparaciones de nutrición enteral y parenteral, así como sueroterapia y soluciones de electrolitos.

3.2 Material

1.- Para la realización del análisis y cribado inicial de los medicamentos peligrosos de uso en el Hospital Morales Meseguer, se realizó una búsqueda de la muestra seleccionada en la base de datos del Instituto Nacional de Seguridad e Higiene en el Trabajo (INSHT)[33] y en el documento técnico publicado por el INSHT en 2016[16]. Así como, en la base de datos publicada por el *National Institute for Occupational Safety and Health* (NIOSH) en ese mismo año[15].

2.- Para la evaluación de todos aquellos medicamentos cuya comercialización ha sido posterior a la publicación de las guías, se han seguido las recomendaciones establecidas por el instituto NIOSH, siendo los recursos utilizados para evaluar el potencial de riesgo de un medicamento[15] los descritos a continuación:

- Ficha Técnica del medicamento, estas han sido obtenidas a través de la página web de las organizaciones de la *European Medicines Agency* (EMA) y de la Agencia Española de Medicamentos y Productos Sanitarios (AEMPS). Para la evaluación del riesgo se ha realizado una búsqueda en los apartados de seguridad: "4.6: Fertilidad, embarazo y lactancia"; "5.3: Datos preclínicos sobre seguridad" y "6.6: Precauciones especiales de eliminación y otras manipulaciones".

- Bases de datos de medicamentos: DailyMed, base de datos de medicamentos perteneciente al *U.S. National Library Of Medicine*; DrugBank, base de datos perteneciente al *Canadian Institute of Health Research.*
- Monografías de la Agencia Internacional para la Investigación del Cáncer (IARC).
- Notas publicadas por los fabricantes de medicamentos, EMA, AEMPS, *Food and Drugs Administration* (FDA) y otros grupos y organizaciones profesionales.
- Informes y estudios de casos publicados en revistas médicas y de otros profesionales de la salud.

De cada principio activo se ha hecho constar el nombre de las presentaciones/ marcas comerciales utilizadas en el hospital, tanto en monoterapia como en combinación, para de este modo simplificar su búsqueda por parte de todos los niveles asistenciales (técnicos, auxiliares, enfermería y facultativos). Además, se ha indicado la forma farmacéutica (FF) para determinar el riesgo en cada caso.

3.3 Metodología

3.3.1 Revisión y análisis de los medicamentos

Por un lado, se efectuó un cribado inicial de los medicamentos incluidos en la guía farmacoterapéutica (GFT) hospitalaria del Hospital Morales Meseguer, así como los fármacos no incluidos en GFT con un consumo mínimo de 100 unidades anuales.

Total: 885 principios activos (1833 presentaciones).

Del sofware informático utilizado para la gestión y control de medicamentos en el Servicio de Farmacia (SAVAC®), se seleccionaron todos los medicamentos del grupo anatómico-terapéutico-químico (ATC) L01 (agentes antineoplásicos), tanto incluidos como no incluidos en GFT, obteniéndose un total de 181 principios activos. Se excluyeron de la revisión todos los fármacos pertenecientes al grupo administrados por vía parenteral, siendo un total de 117 fármacos, todos ellos pertenecen al grupo 1 de la clasificación de medicamentos peligrosos, ya que en su totalidad cumplen los requerimientos de seguridad en cuanto a preparación y administración establecidos (CSBII, sistema *oncoset* purgado, formación del personal que los manipula).

Se obtienen un total de 1520 presentaciones de medicamentos, con un total de 768 principios activos en el HMM.

En total se identifican 101 principios activos (207 presentaciones) de los 213 principios activos recogidos en el Documento Técnico elaborado por el Instituto Nacional de Seguridad e Higiene en el Trabajo (INSHT)[16] o a través del buscador desarrollado en la página web del INSHT. Además, se realizó la búsqueda en el documento NIOSH[15] incluyéndose dos fármacos más.

Total, selección y cribado inicial: 103 principios activos.

Tras la selección inicial de los medicamentos peligrosos (MP) descrita previamente (mediante la búsqueda sistemática en las listas elaboradas por el INSHT[16] y NIOSH[15] se realizó una búsqueda sistemática de los medicamentos que por su mecanismo de acción o por ser fármacos de reciente autorización o inclusión en la guía farmacoterapéutica, plantean una problemática a la hora de su preparación y administración.

Para su selección, se solicitó el listado de los nuevos medicamentos autorizados en los últimos tres años a la Comisión de Farmacia y Terapéutica (CFT) del HMM.
En total, desde septiembre 2016, fecha en la que se publica el Documento Técnico de MP del INSHT[16], hasta mayo de 2016 se han añadido 45 nuevos medicamentos.
Tras la evaluación y revisión sistemática, se incluyen en la revisión 10 nuevos MP no incluidos en la revisión realizada por el INSHT, los criterios para su inclusión se describen a posteriori en la tabla de resultados.

3.3.2 Clasificación medicamentos peligrosos

Una vez seleccionados, se procedió a su clasificación en los tres grupos de riesgo establecidos en la clasificación NIOSH: Grupo 1 (antineoplásicos), grupo 2 (no antineoplásicos, pero con criterios de riesgo según la ASHAP) o grupo 3 (riesgo reproductivo).

3.3.3 Medidas de prevención y análisis de situación real

Tras la clasificación se establecen las recomendaciones para la protección del personal. El establecimiento de las medidas de prevención recomendadas, se basan en las descritas en el documento técnico de prevención publicado por el INSHT[16].

Se han valorado también, las recomendaciones establecidas en otros documentos de interés como el documento publicado por el instituto NIOSH[15], la monografía de MP de la

SEFH[31], o la guía de prevención publicada por la *Association paritaire pour la santé et la sécurité du travail du secteur affaires sociales* (ASSTSAS)[34].

Dada la enorme variabilidad asociada a la clasificación de MP que engloba, desde antineoplásicos de alto riesgo a MP que pueden afectar únicamente a personal en riesgo reproductivo, las acciones a llevar a cabo deben analizarse individualmente y por tanto las recomendaciones elaboradas deben servir únicamente de referencia.

Además, tras la clasificación y establecimiento de las medidas preventivas a desarrollar, se realiza una adaptación a los recursos disponibles, tanto materiales como de personal, teniendo en cuenta la presentación disponible en el hospital, así como la posibilidad real de implantación en la práctica asistencial.

En algunos casos en los que, por estabilidad o necesidad de preparación en casos de que no permite su elaboración en Cabinas de Seguridad Biológica (CSB), se ha propuesto como alternativa excepcional, la elaboración de kits de emergencia que dispongan de Sistemas Cerrados de Transferencia de Medicamentos (SCTM) y Equipos de Protección Individual (EPI) que cumplan con los requerimientos de seguridad establecidos.

Para el análisis de situación real, se establecen tres circuitos para la implantación de medidas de mejora en función de la vía de administración del MP:

1. MP administrados por vía parenteral, tras la revisión únicamente plantean una problemática aquellos administrados por vía intravenosa.
2. MP oral o sistemas de administración enteral (gastrostomía endoscópica percutánea (PEG); sonda nasogástrica (SNG).
3. MP administrados por otras vías (tópica, transdérmica, oftálmica, inhalatoria/pulmonar). En este grupo se debe valorar de manera individual cada MP, adaptándose a las necesidades de preparación y administración.

En las tablas 2 y 3 se recogen las acciones establecidas en función del tipo de vía de administración.

Tabla 2: Recomendaciones para la correcta preparación y administración de los grupos de medicamentos peligrosos 1 y 2

Medicamentos peligrosos Grupos 1 y 2	**Preparación**	**Administración**
Intravenosos	Preparar en Cabina de Seguridad Biológica tipo IIb (CSB IIb), con doble guante, bata y mascarilla. Utilizar Sistemas Cerrados de Transferencia de Medicamentos (SCTM). Dispensar con el equipo de administración purgado.	Administrar con doble guante y bata; utilizar protección ocular cuando exista riesgo de salpicadura y respiratoria si hay posibilidad de inhalación.
Orales	No se precisa preparación. Si hay que fraccionar o triturar hacerlo en CSB tipo I con doble guante, bata y mascarilla	Administrar con guante simple. Si hay que fraccionar, ver instrucciones de preparación

*La administración oral engloba las vías de administración por sondas de alimentación (trituración, dispersión o disolución de FF o administración de presentaciones en solución

Tabla 3: Recomendaciones para la correcta preparación y administración de medicamentos peligrosos del grupo 3

Medicamentos peligrosos Grupo 3	**Preparación**	**Administración**
Intravenosos	No se precisa protección salvo que el manipulador esté en situación de riesgo reproductivo, en cuyo caso se debe contactar con el Servicio de Prevención de Riesgos Laborales (SPRL)	Sólo afecta a personal en riesgo reproductivo: no preparar los viales. Administrar con doble guante y bata; utilizar protección ocular cuando exista riesgo de salpicadura y respiratoria si hay posibilidad de inhalación
Orales	No se precisa preparación. No se precisa protección salvo que el manipulador esté en situación en riesgo reproductivo. Si hay que fraccionar o triturar hacerlo en CSB tipo I con doble guante, bata y mascarilla y contactar con el SPRL.	Sólo afecta a personal en situación de riesgo reproductivo. Se administra con guante simple, no se fracciona ni se tritura (ver instrucciones de preparación)

4 Resultados

El primer método de selección mediante la búsqueda en la base de datos del INSHT y en el documento NIOSH dio como resultado la selección e inclusión de un total de 103 principios activos como medicamentos peligrosos, de los cuales 218 presentaciones estaban activas en el Hospital Morales Meseguer.

En segundo lugar, tras la revisión de los nuevos medicamentos autorizados en España desde 2016 e incluidos en la guía farmacoterapéutica del hospital se incluyeron 10 nuevos principios activos, con 19 presentaciones activas en la guía farmacoterapéutica.

4.1 Clasificación

4.1.1 Medicamentos peligrosos grupo 1

En el grupo 1 se incluyeron un total de 57 principios activos (Tabla 4) clasificados como medicamentos peligrosos, con un total de 97 presentaciones incluidas en la guía farmacoterapéutica. Todos estos medicamentos pertenecen a la clasificación ATC L: Agentes antineoplásicos e inmunomoduladores[35], pertenecientes a los subgrupos L01 (Agentes citostáticos): 47; y al subgrupo L02 (Terapia endocrina): 8.

Tabla 4: Relación de principios activos incluidos en el grupo 1 de medicamentos peligrosos

Principios activos Grupo 1 Medicamentos Peligrosos			
ABIRATERONA ACETATO	CRIZOTINIB	LETROZOL*	PROCARBAZINA
AFATINIB	DABRAFENIB	LORLATINIB	REGORAFENIB
ALECTINIB	DASATINIB	MEGESTROL*	SORAFENIB
APALUTAMIDA*	ENZALUTAMIDA*	MELFALAN	SUNITINIB
AXITINIB	ETOPÓSIDO	MERCAPTOPURINA	TAMOXIFENO*
BEXAROTENO	EVEROLIMUS	METOTREXATO	TEMOZOLOMIDA
BICALUTAMIDA*	FLUDARABINA	NINTEDANIB	TIOGUANINA
BOSUTINIB	FLUTAMIDA*	NILOTINIB	TRAMETINIB
CABOZANTINIB	GEFINITIB	LENVATINIB	TRIFLURIDINA/ TIPIRACIL
CAPECITABINA	GOSERELINA*	OLAPARIB	TRIPTORELINA*
CERITINIB	HIDROXICARBAMIDA	OSIRMERTINIB	VANDETANIB
CICLOFOSFAMIDA	IDELALISIB	PALBOCICLIB	VEMURAFENIB
CLADRIBINA	IMATINIB	PAZOPANIB	VINORELBINA
CLORAMBUCILO	LENVATINIB	POMALIDOMIDA	VISMODEGIB
COBIMETINIB			

4.1.1.1 Revisión e inclusión de nuevos MP:

Todos los medicamentos incluidos en la clasificación de medicamentos peligrosos tras la revisión de los nuevos medicamentos incluidos en la GFT, se han categorizado dentro de este grupo de riesgo. Todos ellos pertenecen a la clasificación ATC L01 y se administran por vía oral.

Como se ha descrito en el apartado 1.1.1, un MP es aquel que cumple una de las siguientes características: "carcinogenicidad; teratogenicidad; toxicidad reproductiva; toxicidad en los órganos a bajas dosis; genotoxicidad; nuevos medicamentos con perfiles estructurales o de toxicidad que imitan a los medicamentos existentes determinados como peligrosos por los anteriores criterios".

Los criterios para la selección y clasificación de los nuevos principios activos incluidos en la clasificación de medicamentos incluidos se han descrito en la tabla 5.

Tabla 5: Nuevos principios activos incluidos en grupo 1 de medicamentos peligrosos tras revisión bibliográfica

Principio activo	Criterios para su inclusión en la clasificación	Fuente bibliográfica
CERITINIB (L01XE)	Información contradictoria sobre teratogenicidad en función de la fuente contrastada: Ficha técnica: "Estudios de toxicidad para la reproducción (es decir estudios de desarrollo embrio-fetal) en ratas y conejas gestantes no indicaron fetotoxicidad ni teratogenicidad después de administrar ceritinib. " Dailymed: "Basada en estudios en animales y en su mecanismo de acción, Zykadia® puede causar daño fetal cuando se administra a una mujer embarazada." Toxicidad en conductos extrahepáticos y posible toxicidad en glándula tiroides a dosis bajas.	Ficha técnica AEMPS: Zykadia®[36] *Dailymed drug information* Zykadia®[37] *Drugbank Toxicity information* ceritinib[38]

Tabla 5 (Continuación): Nuevos principios activos incluidos en grupo 1 de medicamentos peligrosos tras revisión bibliográfica

COBIMETINIB (L01XE)	Toxicidad en órganos reproductivos: Los ensayos en animales han mostrado toxicidad en los tejidos reproductivos. Teratogenia: Embrioletalidad y malformaciones fetales en animales gestantes.	Ficha técnica AEMPS Cotellic®[39] *Dailymed drug information* Cotellic®[40]
IDELALISIB (L01XE)	Teratogenia: idelalisib puede causar daños fetales. Carcigenotoxicidad: a dosis altas muestra genotoxicidad en machos en el estudio in vivo de micronúcleos de ratas (dosis de 2000 mg/kg).	Ficha técnica AEMPS Zydelig®[41] *Dailymed drug information* Zydelig®[42]
IXAZOMIB (L01XE)	Toxicidad reproductiva: Los ensayos en animales han mostrado toxicidad para la reproducción Teratogenia: puede causar daños fetales.	Ficha técnica AEMPS Ninlaro®[43] *Dailymed drug information* Ninlaro®[44]
LENVATINIB (L01XE)	Toxicidad reproductiva: Los ensayos en animales han mostrado toxicidad testicular y ovárica. Teratogenia: embriotóxico y teratogénico cuando se administró a animales de experimentación.	Ficha técnica AEMPS Lenvima®[45] *Dailymed drug information* Lenvima®[46]
LORLATINIB (L01XE)	Toxicidad reproductiva: Los ensayos en animales han mostrado degeneración de los túbulos seminíferos. Teratogenia: Embrioletalidad y malformaciones fetales en animales gestantes (aneugénico)	Ficha técnica AEMPS Lorviqua®[47] *Dailymed drug information* Lorbrena®[48] *Drugbank Toxicity information* lorlatinib[49]

Tabla 5 (Continuación): Nuevos principios activos incluidos en grupo 1 de medicamentos peligrosos tras revisión bibliográfica

NINTEDANIB (L01XE)	Teratogenia: Embrioletalidad y malformaciones fetales a niveles de exposición por debajo de la exposición humana en animales gestantes.	Ficha técnica AEMPS Vargatef®[50] *Dailymed drug information* Ofev®[51] *Drugbank Toxicity information* nintedanib[52]
OSIMERTINIB (L01XE)	Toxicidad reproductiva: Los ensayos en animales han mostrado degeneración testicular y ovárica. Toxicidad corneal y esplénica a dosis bajas. Embrioletalidad, no teratogenia a nivel de organogénesis en animales de experimentación.	Ficha técnica AEMPS Tagrisso®[53] *Dailymed drug information* Tagrisso®[54] *Drugbank Toxicity information* osirmetinib[55]
PALBOCICLIB (L01XE)	Toxicidad reproductiva: Los ensayos en animales han mostrado sobre los órganos reproductores masculinos. Teratogenia: fetotóxico en animales gestantes Posible carcigenotoxicidad y genotoxicidad a dosis altas, actividad clastogénica (2-7 veces exposición clínica).	Ficha técnica AEMPS Ibrance®[56] *Dailymed drug information* Ibrance®[57] *Drugbank Toxicity information* palbociclib[58]

Tabla 5 (Continuación): Nuevos principios activos incluidos en grupo 1 de medicamentos peligrosos tras revisión bibliográfica

TEMOZOLOMIDA (L01XE)	Carcinogenicidad: neoplasias en animales de experimentación (ratas). Mutagénico: resultados de los test de Ames/salmonella y de aberración cromosómica en Linfocitos de Sangre Periférica Humana (HPBL) positivos. Toxicidad reproductiva: Los ensayos en animales han mostrado sobre los órganos reproductores masculinos. Teratogenia: Embriotóxico y teratógeno.	Ficha Técnica AEMPS Temozolomida[59] *Dailymed drug information Temozolomide*[60] *Neyns B, Tosoni A, Hwu W-J, Reardon DA.* Dose-dense temozolomide regimens: antitumor activity, toxicity, and immunomodulatory effects. *Cancer.2010;116(12):2868-77*[61]

Las 19 presentaciones de medicamentos peligrosos (10 principios activos) incluidos en el grupo 1 de medicamentos peligrosos tras la revisión, son dispensados en el Servicio de Farmacia del Hospital Meseguer, en el área de pacientes externos (consulta de citostáticos orales). Por tanto, la labor del farmacéutico es fundamental en relación a la adecuada manipulación de estos MP. Se debe informar de los riesgos asociados a la manipulación incorrecta no únicamente al personal que nos manipula, también a los pacientes y familiares en contacto directo con este tipo de medicamentos.

4.1.2 Medicamentos peligrosos grupo 2:

En el grupo 2 se incluyeron un total de 23 principios activos clasificados como medicamentos peligrosos, con un total de 45 presentaciones activas. La clasificación ATC de estos fue muy diversa, desde antivirales de acción directa (ATC: J05) como la nevirapina o el ganciclovir, a antiepilépticos (ATC: N03) como la fenitoína (Tabla 6).

Tabla 6: Clasificación de los principios activos incluidos en el grupo 2 de medicamentos peligrosos

Principios activos Grupo 2 Medicamentos Peligrosos	
ABACAVIR	LENALIDOMIDA
APOMORFINA	MEDROXIPROGESTERONA
AZATIOPRINA	MICOFENOLATO MOFETILO
CARBAMAZEPINA	NEVIRAPINA
CICLOSPORINA	OXCARBAZEPINA
CLORANFENICOL	PROGESTERONA
ENTECAVIR	RASAGILINA
ESPIRONOLACTONA	SIROLIMUS
FENITOINA	TACRÓLIMUS
FENOXIBENZAMINA	VALGANCICLOVIR
FINGOLIMOD	ZIDOVUDINA
GANCICLOVIR	

4.1.3 Medicamentos peligrosos grupo 3

En el grupo 3 se incluyeron un total de 29 principios activos clasificados como medicamentos peligrosos con un total de 71 presentaciones activas.

La clasificación ATC de estos, al igual que en los medicamentos de la lista 3 también fue muy variable, desde antiepilépticos (ATC: N03) como el ácido valproico, a agentes antitrombóticos (B01) como la warfarina o el acenocumarol (Tabla 7).

Tabla 7: Clasificación de los principios activos incluidos en el grupo 3 de medicamentos peligrosos

Principios activos Grupo 3 Medicamentos Peligrosos	
ACENOCUMAROL	OXITOCINA
ACIDO VALPROICO	PAMIDRONATO
ACITRETINA	PAROXETINA
AMBRISENTANO	PLERIXAFOR
BOSENTÁN	POSACONAZOL
CABERGOLINA	RIBAVIRINA
CLONAZEPAM	ROTIGOTINA
COLCHICINA/DICLOVERINA	TERIFLUNOMIDA
EFAVIRENZ	TOPIRAMATO
ESLICARBAZEPINA	TRETINOINA
FINASTERIDA	VIGABATRINA
FLUCONAZOL	VORICONAZOL
ICATIBANT	WARFARINA
MACISENTAN	ZONISAMIDA
METIMAZOL (TIAMAZOL)	

4.2 Análisis de la situación real

Sobre los Servicios de Farmacia Hospitalaria recae la responsabilidad técnica de la preparación de medicamentos, siendo las preparaciones que planteen un riesgo para el personal y el medio ambiente (citostáticos y medicamentos peligrosos) elaboradas en áreas especializadas dentro de estos.

En el Servicio de Farmacia Hospitalaria (SFH) se coordinan y elaboran todos los fármacos citostáticos pertenecientes al grupo 1 y algunos pertenecientes al grupo 2. Por lo tanto, la publicación de dicho Documento Técnico impacta sobre los procedimientos hospitalarios y el SFH asume la centralización de más MP ya que sus instalaciones constan de cabinas de seguridad biológicas (CSB). Dicha sala está dotada de cabinas de flujo laminar horizontal y vertical para garantizar la esterilidad de los fármacos y la protección del personal manipulador.

Cada hospital deberá integrar las medidas oportunas para la implantación, pero siempre contando con sus recursos laborales, económicos y burocráticos. Hay que destacar que no es una medida obligatoria laboral, pero si es una recomendación fuerte ya que afecta a la salud de casi todos los trabajadores sanitarios (especialmente al grupo de enfermería).

Tras la clasificación de los MP incluidos en la GFT, se procedió al análisis y evaluación de la correcta manipulación de estos a nivel hospitalario para de este modo poder llevar a cabo las medidas necesarias para la correcta identificación física y electrónica del principio activo peligroso recogido en la GFT del HMM y, en segundo lugar, implantar las medidas preventivas y organizativas para evitar la manipulación en planta (Tabla 8).

Tabla 8: Análisis situación real de la correcta manipulación medicamentos peligrosos en el Hospital Morales Meseguer

GRUPO MP	Vía de administración	Correcta identificación	Correcta preparación y/o manipulación
Grupo 1	Oral	Todos los citostáticos orales eran correctamente identificados con el etiquetado de citostático (no como MP1) Los MP del grupo 1 pertenecientes al ATC L02 o disruptores endocrinos no eran identificados (13%)	No precisan manipulación. Administrados con guante en planta.
	Parenteral	100%	Correcta: CSBII Sistema *oncoset* purgado
Grupo 2	Oral	Ningún MP2 correctamente identificado	No precisan manipulación
	Parenteral	Se detectan 5 MP administrados por vía IV manipulados directamente en planta: azatioprina, ciclosporina, fenitoína, micofenolato de mofetilo y tacrólimus.	Preparados en planta hasta la fecha de la implantación de los nuevos protocolos.
Grupo 3	Oral	Ningún MP3 correctamente identificado	No precisan manipulación
	Parenteral	Se detectan 6 MP administrados por vía IV manipulados directamente en planta: valproico, clonazepam, fluconazol, oxitocina, pamidronato y voriconazol.	Preparados en planta hasta la fecha de la implantación de los nuevos protocolos.

4.3 Medidas a implantar y modificación de circuitos de manipulación

4.3.1 Criterios de selección de las medidas y recomendaciones a plantear

Entre otros criterios, deben estudiarse los siguientes[62]:

A. Selección de la forma farmacéutica y del material de elaboración:

1. Se deben seleccionar aquellas formulaciones comercializadas con contenidos mejor adaptados a la dosificación habitual, con el objetivo de minimizar el manejo
2. Elegir, si es posible, y en caso de medicamentos peligrosas, formulaciones con un diseño que garantice su baja contaminación externa. Por lo tanto, es mejor seleccionar:

    - Viales vs ampollas.
    - Formulaciones en solución para uso inmediato en lugar de FF liofilizadas
    - Medicamentos envasados en polipropileno en lugar de cristal.
    - Si están disponibles, jeringas precargadas listas para su administración.

3. Seleccionar entre las formulaciones comercializadas aquellas con sellado más eficiente del vial después de la punción para evitar la formación de aerosoles al retirar la aguja.
4. La presencia o no de conservantes afectará a la fecha de caducidad de la solución desde su primer uso; y por lo tanto determinará, junto con su estabilidad fisicoquímica, la validez de las fracciones restantes tras la preparación del tratamiento.
5. Se debe disponer de SCTM adaptados a las necesidades de cada Servicio.

B. Recepción y almacenaje.

1. Se recomienda utilizar guantes sintéticos (poliuretano) para la manipulación y distribución de medicamentos en almacenamiento.
2. Al abrir el envase de estos medicamentos, se debe prestar atención a la presencia de cualquier envase roto; en este caso, la persona debe obtener una protección adecuada y seguir el protocolo de derrame establecido.

C. Preparación

1. Los medicamentos peligrosos deben ser preparadas por personal autorizado, y su preparación, siempre que sea posible debe centralizarse en lo Servicios de Farmacia Hospitalaria.

2. En las áreas de trabajo donde se administran los medicamentos el personal no debe comer, beber, masticar chicle o almacenar comida. Además, no debe usar maquillaje ni otros cosméticos. productos que podrían conducir a una exposición prolongada en caso de contaminación.

3. Cualquier miembro del personal en edad reproductiva, y tratando de concebir activamente, que deba manipular MP de cualquiera de las 3 listas (1, 2 o 3) debe adoptar todas las medidas de prevención recomendadas en este procedimiento. Este tipo de medicamentos puede tener restricciones para aquellos profesionales en las siguientes situaciones:

   - Mujeres embarazadas o lactantes.

   - Personal considerado de alto riesgo (con historia previa) de abortos involuntarios o malformaciones congénitas, tratamientos previos con agentes citostáticos o ionizantes y alergias cutáneas.

   - Hombres y mujeres fértiles que intentan concebir activamente.

   - Cualquiera de estas situaciones debe ser reportada al Servicio de Prevención de Riesgos Laborales (SPRL).

4. El número de personas que manejan MP debería reducirse lo máximo posible, a través de medidas de organización y el uso de preparaciones que requieran la mínima manipulación.

D. Transporte y distribución.

1. Se deben evitar roturas o derrames.

2. No se utilizarán sistemas de transporte mecánico, tales como los tubos neumáticos.

3. En caso de que no se administre algún medicamento, se devolverá al SFH a través del mismo procedimiento y en el mismo embalaje.

E. Administración:

1. La administración se llevará a cabo siguiendo las recomendaciones establecidas a en las tablas 1 y 2, y siempre de acuerdo con los protocolos normalizados de trabajo (PNT) de cada Servicio.

2. Formulaciones Orales:

   - La selección de la formulación se realizará priorizando unidades enteras (tabletas, píldoras y / o cápsulas) y suspensiones orales.
   - Si se requieren formulaciones fragmentadas, éstas deben prepararse en el SFH.
   - Cuando el medicamento se suministra en dosis unitarias, y es auto administrado por el paciente, solo se manejará con guantes individuales, sin que se requiera ninguna otra medida.

F. Gestión de residuos: Los residuos de citostáticos y el material contaminado (p.ej. viales, equipos de infusión), se desecharán directamente en un contenedor rígido de un solo uso. Todas las plantas que administren fármacos peligrosos deberán disponer del contenedor azul. La eliminación de estos residuos se realizará mediante la recogida de los mismos por una empresa autorizada para ello y su posterior incineración.

4.3.2 Circuito de implantación de los MP intravenosos y medidas adoptadas

1. Identificación del MP: Todos los medicamentos preparados en el área de farmacotecnia y mezclas intravenosas son introducidos en bolsas de acondicionamiento secundarias impermeabilizadas (Figura 6), estas identifican el medicamento en función de la categoría de riesgo. Además, para su correcto transporte estas son introducidas en neveras portátiles rígidas. Estas protegen tanto el MP de posibles roturas secundarias a la manipulación, como al personal encargado del transporte (celadores) hasta su llegada al destino.

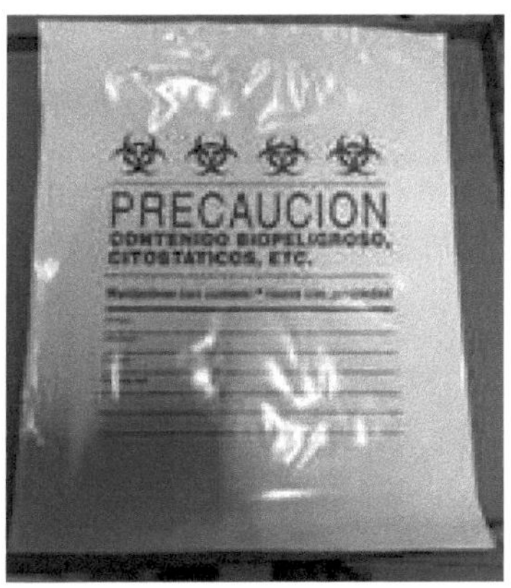

Figura 6: Bolsa secundaria identificativa.

2. Prescripción electrónica: En apartado de instrucciones de enfermería añadimos que tipo de MP es (1, 2 o 3) junto con el equipo de protección individual requerido para su administración.

   Se facilitó un icono para que de forma visual se identifique sin necesidad de entrar en el apartado de instrucciones de enfermería.

3. Ubicación en el almacén de farmacia.:

   Se identificarán con una pegatina que indique el grupo de riesgo al que pertenecen para su correcta manipulación.

4.3.2.1 Grupo 1 Medicamentos Peligrosos administrados por vía parenteral

Actualmente, todos los MP pertenecientes a este grupo se elaboran en la CSBIIB (flujo laminar vertical). Se envían todos los sueros purgados y con el fungible *onco-set* para evitar toda manipulación en planta u hospital de día médico.

Medidas preventivas implantadas:

- Elaboración de kits de mitomicina de administración intravesical con STCM, para su utilización en situación excepcional cuando el SFH se encuentra cerrado (22:00- 8:00h).

4.3.2.2 Grupo 2 Medicamentos Peligrosos administrados por vía parenteral

En el análisis, se identifican principios activos que son manipulados en planta como: micofenolato de mofetilo, ciclosporina, tacrólimus, fenitoína o azatioprina.

Medidas preventivas implantadas:

Se centraliza en el área de MIV del SFH la preparación de las dosis individualizadas de inmunosupresores (ATC: L04): azatioprina, micofenolato de mofetilo, ciclosporina y tacrólimus. Además, las mezclas se preparan y entregan purgadas y con el *onco-set* para evitar manipulación en planta. Para la utilización en situaciones de emergencia en las que el SFH se encuentra cerrado se elabora un kit de inmunosupresores que contiene tacrólimus, micofenolato de mofetilo y ciclosporina. El inconveniente de este kit es que solamente el micofenolato se puede elaborar con un STCM ya que es un vial, el resto deberá siguiendo las indicaciones previamente descritas (EPI).

Fenitoína (antiepiléptico, ATC: N03AB)

1) Se cambia la presentación de ampollas (100 mg/2ml) por viales a la misma concentración para favorecer su adaptación a los SCTM, y ser esta la presentación preferente para minimizar riesgos (Figura 7)

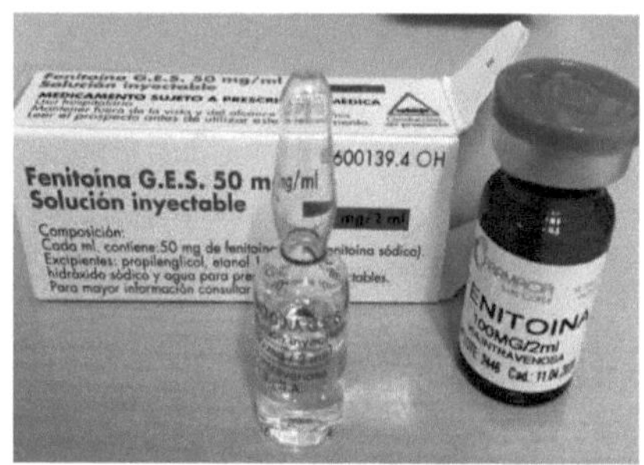

Figura 7: Selección de la presentación más adecuada (vial vs. ampolla) de fenitoína

2) La falta de datos de estabilidad de fenitoína una vez diluida[63], impide la centralización de la preparación de esta en el SFH. Se elaboran kits de fenitoína con SCTM, disponibles en todas las plantas que lo requieran como parte de su botiquín.

4.3.2.3 Grupo 3 Medicamentos Peligrosos administrados por vía parenteral

Actualmente, identificamos principios activos que se manipulaban en la planta como: ácido valproico, clonazepam, fluconazol, oxitocina, pamidronato y voriconazol.

Medidas preventivas implantadas:

- Se centralizan en el SFH las siguientes preparaciones: Zoledrónico y pamidronato (bisfosfonatos, código ATC: M05B); y voriconazol (antimicóticos de uso sistémico, ATC: J02A). Las mezclas se preparan y envían a planta purgadas y con el sistema *onco-set* para evitar la manipulación en planta

- Ácido Valproico (Antiepiléptico, ATC: N03AG01): Se centraliza su preparación en el SFH. Además, se elaboran kits de emergencia con SCTM, disponibles en los botiquines de: UCI, Urgencias, Neurología, Oncohematología.

- Clonazepam (benzodiacepina, ATC: N03AE01): no existen presentaciones comerciales de clonazepam en viales, por lo que su uso queda relegado a las ampollas. Este, además, puede ser administrado no sólo por vía intravenosa, también por vía intramuscular[64], y subcutánea en cuidados paliativos[65], por lo que se optó por la correcta identificación de los cajetines y la formación del personal manipulador en su preparación y administración.

- Fluconazol (Antimicóticos de uso sistémico, ATC: J02A): su presentación comercial es una bolsa prediluida lista para administración por lo que no se requiere preparación. Se identifica cada bolsa prediluida con la pegatina de MP tipo 3.

4.3.3 Circuito de implantación de los MP orales o administrados por sonda de alimentación, y medidas adoptadas

1. Identificación del MP: la correcta identificación física de las presentaciones para administración oral, plantea la problemática de los distintos tipos de envasado o emblistado de la presentación comercial disponible en el hospital.

Se debe adaptar el etiquetado como MP, así como la preparación para la unidosis que puede plantear o no una manipulación directa a la presentación comercial disponible.

Todas las pegatinas, tanto manuales (para medicamentos termolábiles que no pueden pasar por la termoselladora o reenvasadora) como las etiquetas de la reenvasadora han sido modificadas incluyendo la clasificación de MP (figura 8)

Para facilitar el análisis de la situación y el trabajo realizado por el personal auxiliar del SFH, encargado de la elaboración del reenvasado, elaboramos una tabla (Tabla 9) con las distintas posibilidades de trabajo en función del tipo de presentación.

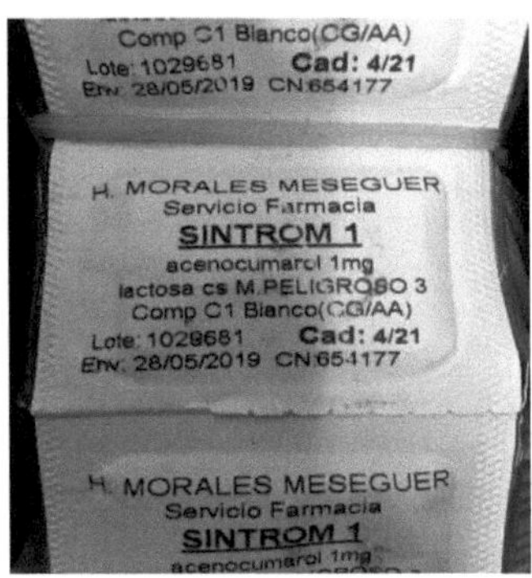

Figura 8: identificación Medicamento peligroso

grupo 3 reenvasado (Sintrom®)

Tabla 9: Metodología en función del tipo de envase o presentación de los medicamentos peligrosos orales.

Envase o presentación	Metodología recomendada
Frasco Multidosis	o Siempre se debe manipular con guante y protección respiratoria. o Si el principio activo no es termolábil se trabajará en la máquina reenvasadora. o Si el principio activo es termolábil se trabajará en la CSB tipo I.
Blíster individual que incluye lote y caducidad	o El técnico auxiliar recortará y si el tamaño del blíster recortado lo permite (no debe cubrir ninguna información) se identificará con una pegatina que indica el grado de peligrosidad
Blíster NO individual no lote y caducidad	o Si el principio activo no es termolábil se trabajará en la máquina reenvasadora o Si el principio activo es termolábil se trabajará en la CSB tipo I.
Fracciones (medios, cuartos…) o soluciones orales	o Siempre se trabajará en la CSB tipo I.

2. Prescripción electrónica: En apartado de instrucciones de enfermería añadimos que tipo de MP es (1, 2 o 3) junto con su EPI.

   Se facilitó un icono para que de forma visual se identifique sin necesidad de entrar en el apartado de instrucciones de enfermería ( ).

3. <u>Ubicación en el almacén de farmacia:</u> de la misma manera que con los MP IV, se indicará con una pegatina el grado de peligrosidad en la zona del almacén del SFH.

4.3.3.1 Grupo 1, 2 y 3 de Medicamentos Peligrosos administrados por vía oral

A partir de la presentación comercial, en el área de reenvasado, se realizará la adaptación a dosis unitaria cuando se requiera. La zona de envasado debe tener unas condiciones adecuadas que garanticen la seguridad del operador por lo que se trabajará siempre en CSB tipo I, cumpliendo además con las condiciones de conservación recogidas en la información de la ficha técnica del propio medicamento.

Además, se añadirá la etiqueta específica de MP grupo 1 (Figura 9).

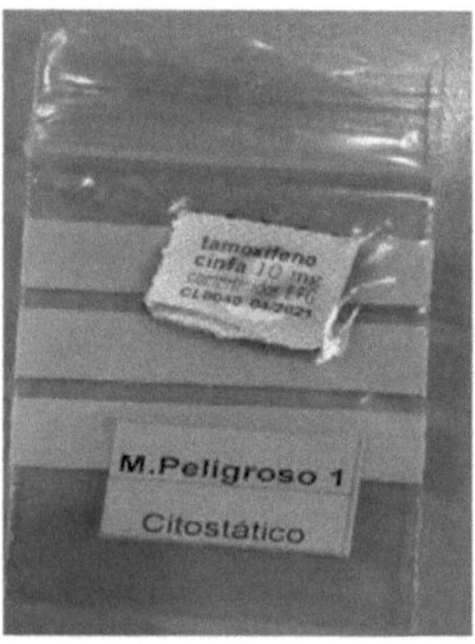

Figura 9: Etiquetado medicamento
peligroso del grupo 1 en dosis unitaria

Para los MP de los grupos 2 y 3 se seguirán las recomendaciones establecidas, para los MP del grupo 2 si hay que fraccionar o triturar se realizará en CSB I con doble guante, bata y mascarilla; para los del grupo 3 se debe valorar el riesgo individual del trabajador expuesto. Se identificarán todos ellos siempre que sea posible. En la tabla 10 se recogen las medidas propuestas para la manipulación de los principios activos de los grupos 2 y 3 destinados a su administración por vía intravenosa.

Tabla 10: Medidas para la preparación de Medicamentos Peligrosos grupos 2 y 3 administrados por vía intravenosa.

Principio activo (Grupo 2)	Presentaciones HMM	Recomendación de preparación	Medidas propuestas	Administración
AZATIOPRINA	IMUREL 50MG POLVO	Preparar en CSB IIb o AE, con doble guante, bata y mascarilla.	Centralizar en el Servicio de Farmacia. Dosis individualizada	Administrar con doble guante y bata; utilizar protección ocular cuando exista riesgo de salpicadura y respiratoria si hay posibilidad de inhalación
CICLOSPORINA	CICLOSPORIN A 50 MG AMP/VIAL 1 ML PERFIV	Abrir y manipular la ampolla en CSB IIb o AE. Doble guante, bata y mascarilla.	Centralizar en el Servicio de Farmacia. Dosis individualizada	
FENITOINA	FENITOINA 50 MG/ML 2 ML AMPOLLAS	Abrir y manipular la ampolla en CSB IIb o AE. Doble guante, bata y mascarilla. Si no hay cabina, utilizar SCTM o utilizar EPI.	Escasa estabilidad física diluida. Descartada centralización en el SF. Nueva presentación en vial para disminuir el riesgo y permitir el empleo de SCTM. Kit para unidades clínicas que dispongan de dicho antiepiléptico.	
MICOFENOLA-TO DE MOFETILO	CELLCEPT 500 MG	CSB IIb o AE; doble guante, bata y mascarilla. Utilizar SCTM. Dispensar con equipo purgado.	Centralizar en el Servicio de Farmacia. Dosis individualizada	
TACROLIMUS	PROGRAF 5MG/ML 10 AMPOLLAS SOLUCION	Abrir y manipular la ampolla en CSB IIb o AE, con doble guante, bata y	Centralizar en el Servicio de Farmacia.	

		mascarilla.		

Tabla 10 (Continuación): Medidas para la preparación de Medicamentos Peligrosos grupos 2 y 3 administrados por vía intravenosa.

Principio activo (Grupo 3)	Presentaciones HMM	Recomendación de preparación	Medidas propuestas	Administración
ACIDO VALPROICO	DEPAKINE 400 MG LIOF+DIS 4 ML IV	No se precisa protección salvo que el manipulador esté en situación de riesgo reproductivo.	Centralizar en el Servicio de Farmacia. Kit de emergencia con SCTM para las unidades clínicas dispongan de ellos fuera del horario de preparación.	Sólo afecta al personal en riesgo reproductivo: no preparar viales o ampollas. Administrar con doble guante y bata; utilizar protección ocular si hay riesgo de salpicadura y respiratoria si hay posibilidad de inhalación.
CLONAZEPAM	RIVOTRIL 1MG/1ML	No se precisa protección salvo que el manipulador esté en situación de riesgo reproductivo.	Información del personal de enfermería.	
FLUCONAZOL	FLUCONAZOL (100, 200, 400)	No precisa preparación.	Correcta identificación mediante el etiquetado de la bolsa para perfusión.	
OXITOCINA	OXITOCINA 10 UI	No precisa preparación.	RETIRADA DE LA GUÍA (consumo de 2 unidades en los últimos 5 años)	

Tabla 10 (Continuación): Medidas para la preparación de Medicamentos Peligrosos grupos 2 y 3 administrados por vía intravenosa.

Principio activo (Grupo 3)	Presentaciones HMM	Recomendación de preparación	Medidas propuestas	Administración
PAMIDRONATO	PAMIDRONICO 90 MG 10ML	No se precisa protección salvo que el manipulador esté en situación de riesgo reproductivo.	Centralizar en el Servicio de Farmacia. Dosis individualizada.	Sólo afecta al personal en riesgo reproductivo: no preparar viales o ampollas. Administrar con doble guante y bata; utilizar protección ocular si hay riesgo de salpicadura y respiratoria si hay posibilidad de inhalación.
VORICONAZOL	VORICONAZOL 200 MG VIAL	No se precisa protección salvo que el manipulador esté en riesgo reproductivo.	Centralizar en el Servicio de Farmacia. Dosis individualizada.	

5 Discusión

El riesgo asociado a la exposición continuada a determinados medicamentos, especialmente a los antineoplásicos, ha sido un tema de controversia ya que resulta complicado establecer la relación causal directa entre la exposición a estos fármacos y el desarrollo de neoplasias u otros efectos para la salud, debido al carácter multifactorial de ese tipo de procesos patológicos, así como a la inexistencia de biomarcadores diagnósticos o pronósticos adecuados[66].

Se ha demostrado que las dosis terapéuticas de determinados fármacos, especialmente los citostáticos (grupo 1), pueden provocar efectos adversos en los pacientes. Por el contrario, es difícil establecer qué efectos adversos causa la exposición crónica en el ámbito laboral la manipulación de MP[31]. Durante años, los trabajadores expuestos a medicamentos peligrosos han presentado alteraciones en determinados órganos, en la reproducción y mayor incidencia de leucemia y otros tipos de cáncer. Por ejemplo, el personal de enfermería y los farmacéuticos que estuvieron expuestos a MP en su lugar de trabajo mostraron un mayor número de alteraciones en el proceso reproductivo incluidos abortos espontáneos y malformaciones congénitas que los trabajadores de la salud que no estuvieron expuestos[1].

Existen diferentes estudios que demuestran la presencia de contaminantes en el área de trabajo[11]. En España, se están desarrollando estudios similares a otros países, de los cuales no se esperan resultados diferentes a los publicados[67]. El desarrollo de estos programas de monitorización continua de superficies de diversos compuestos citotóxicos es esencial para establecer unos niveles aceptables de contaminación residual permitiendo de este modo reducir la exposición ocupacional, así como certificaciones externas que garanticen un manejo seguro de estos medicamentos[68].

Los Servicios de Farmacia Hospitalaria son los responsables de la preparación de medicamentos. Estos, además, deben minimizar los riesgos asociados a la preparación de aquellos medicamentos que supongan un riesgo para el personal[13].

Parece clara la necesidad de establecer medidas correctoras en la práctica diaria del manejo de MP en los centros sanitarios y hospitales. Tras la publicación de la lista NIOSH y la elaboración en 2016 del Documento Técnico que establece la lista de medicamentos peligrosos de uso en España, con recomendaciones sobre manipulación, medidas de prevención asociadas y, en su caso, equipos de protección individual a utilizar por parte del "Instituto Nacional de Salud e Higiene en el Trabajo" (INSHT)[16], se establecen las recomendaciones necesarias para la preparación y administración de los MP, pero hay que tener en cuenta, que dicho documento es una recomendación, no una obligatoriedad. Es decir, no existe un RD que legisle a nivel nacional las medidas de seguridad laboral obligatorias para la manipulación de este tipo de medicamentos. Por tanto, este listado basado en la clasificación de MP elaborada por el instituto NIOSH en 2016, puede utilizarse como referencia, pero siempre cada centro deberá adaptarse a sus situaciones y sus necesidades, así como actualizarlo con los nuevos productos y sobre todo tener en cuenta las recomendaciones del fabricante.

Son numerosos los fármacos que suscitan incertidumbre a la hora de manipulación ya que casi diariamente son autorizados medicamentos para diferentes patologías que pertenecen a grupos terapéuticos que ya han sido evaluados, por lo que su manipulación hace que sea necesaria una revisión constante de la guía farmacoterapéutica. La comercialización continua de nuevos medicamentos hace necesaria una revisión permanente de los MP por parte de cada organización, para evaluar el riesgo que conlleva su manipulación.

Además, existen limitaciones en los diferentes centros de trabajo, esto determina la necesidad de un diseño individualizado, adaptado tanto al personal como a la disposición de recursos materiales. Tras la valoración y análisis individual de cada centro de trabajo, estos deben desarrollar protocolos internos de trabajo que permitan la correcta manipulación de estos MP, tanto por el número de nuevos medicamentos considerados peligrosos, como por el cambio en el manejo en su administración. Es imprescindible una gestión adecuada de los medicamentos, seleccionando las presentaciones o formas farmacéuticas más adecuadas para la minimización de riesgos; así como, contar con un equipo multidisciplinar ya que cada perfil sanitario aporta evaluaciones desde el conocimiento y la manipulación directa de los protocolos puestos en marcha. De este modo se podrá evitar la disparidad de criterios que existe incluso en el mismo centro hospitalario y mejorar el grado de concienciación[69].

En nuestro hospital, tras la revisión de los MP y el planteamiento de las medidas correctoras y nuevos protocolos a implantar, se realizó una reunión con los supervisores de enfermería de los distintos servicios del hospital para favorecer la conciliación a la hora de implantar los protocolos definitivos. Además, previa a la implantación de los nuevos protocolos se realizó una formación al personal de enfermería, la mayoría de los asistentes al curso desconocía la existencia de dicho documento técnico y, por lo tanto, no sabían identificar que medicación era MP, de que tipo y los posibles riesgos para su salud que plantea la manipulación errónea de esta. Este desconocimiento se debe a una falta de formación continuada y una tardía implantación del circuito de los MP.

Tras el análisis de la situación en nuestro hospital, se debe implantar un nuevo protocolo de identificación de todos los MP y la centralización en el Servicio de Farmacia de aquellos MP manipulados en planta previamente. Para su elaboración se siguieron las recomendaciones establecidas en la monografía de la SEFH de medicamentos peligrosos[31], así como las experiencias y metodología seguidas en otros Servicios de Farmacia[70].

La incorporación de los MP de los grupos 2 y 3 a su preparación en la sala blanca del SFH obliga a extremar las precauciones a tomar en el personal del propio Servicio, mediante salas blancas con todas garantías de seguridad exigibles y el uso de SCTM en la preparación de medicamentos peligrosos. Además, se debe garantizar el manejo seguro garantizando el cumplimiento de los nuevos protocolos de forma constante. Para ello sería útil la presencia de dispositivos que permitan el análisis y monitorización de la contaminación de superficies de trabajo, así como certificaciones externas que garanticen la manipulación segura de estos.

Por último, cabe señalar que, si bien las medidas a adoptar en el Servicio de Farmacia son imprescindibles, el manejo seguro de medicamentos peligrosos afecta a toda la organización sanitaria y debe ser asumida de forma responsable por toda la institución, pues las medidas del Servicio de Farmacia evitan sólo una parte del problema.

Otro punto clave es que la industria farmacéutica comercialice sus principios activos en un acondicionamiento primario que indique al enfermo o al personal que manipule dicho medicamento el grado de peligrosidad.

Cada hospital debe, por tanto, aplicar el documento técnico evaluando los recursos económicos o personales de los que disponga. Esto da lugar a una gran variabilidad en los circuitos de implantación.

Finalmente indicar que la investigación llevada a cabo en este trabajo ha conducido a la modificación de todos los protocolos erróneos de preparación de todos aquellos que deben ser preparados en CSBI o CSBII, y que, hasta la fecha de la revisión se preparaban en planta sin ningún tipo de precaución. Al mismo tiempo, se proponen las siguientes medidas correctoras concretas que facilitarán la implantación de los nuevos protocolos de preparación de estos medicamentos peligrosos:

1. Ampliar el horario de funcionamiento de la CSB tipo IIb para centralizar más mezclas peligrosas. Nuevo horario: 8:00-22:00 h. El horario antiguo de la sala blanca era de 8:00-15:00h por lo que supone una ampliación de los recursos

personales (se amplía un enfermero y técnico auxiliar de farmacia para cubrir las preparaciones en horario de tarde).

2. Elaborar dos kits de urgencias "mitomicina" e "inmunosupresores" (en caso de que el SFH esté cerrado): Anteriormente existía un kit de mitomicina sin SCTM y los viales de inmunosupresores se enviaban con los carros de la unidosis para su manipulación en planta.
3. Identificar TODOS los MP independientemente de su vía de administración.
4. Gestión y formación del personal de enfermería en el conocimiento de cada grupo de riesgo, así como en la preparación y administración segura, el correcto uso de EPI y la utilización de SCTM (avalados por la SEFH y FDA).
5. Seleccionamos el SCTM *Tevadaptor*® de Braun por su fácil manejo.
6. El SFH organizó un curso control de enfermería para informar y facilitar la formación del personal de enfermería en el tema de los MP y explicar ambos circuitos de implantación impartido por la Farmacéutica Adjunta Especialista (FEA) del área de MIV y Farmacotecnia y por mí.

   Los Supervisores de Enfermería facilitarán a todo su equipo de enfermeros los EPIs necesarios para garantizar la salud laboral. Disponen del SPRL para aclarar dudas o gestiones. Anteriormente observamos que la mayoría de las unidades clínica no disponían de todos los EPIs o no eran los correctos.
7. Nueva instalación de una CSB tipo I para los MP orales.

6 Conclusiones

1) Tras el análisis de la guía farmacoterapéutica del Hospital Morales Meseguer, aproximadamente el 10% de los medicamentos peligrosos incluidos en la clasificación no aparecen en los documentos de consulta disponibles (INSHT/ NIOSH). La comercialización y autorización continua de nuevos principios activos, la mayoría de ellos medicamentos oncológicos (pertenecientes al grupo ATC L01), determina que, aunque estos documentos puedan utilizarse como referencia, cada Centro deba realizar una revisión permanente de los mismos para evaluar el riesgo de su manipulación y elaborar y aprobar sus propios protocolos, ajustándose a sus recursos y necesidades propias.
2) El análisis de situación de los medicamentos peligrosos en el Hospital Morales Meseguer, puede servir de referencia para todos aquellos servicios que no han desarrollado protocolos en referencia a los medicamentos peligrosos.
3) La manipulación de los medicamentos peligrosos del grupo 1 (citostáticos), no plantea problemas a la hora de su preparación y administración. Sin embargo, la identificación y elaboración de los grupos 2 y 3, plantea la problemática de que se realiza sin tener en cuenta las medidas de seguridad descritas en los documentos de referencia y, además, al no existir una reglamentación a nivel nacional, su preparación y administración queda supeditada a las características de cada Centro.
4) La aplicación de las medidas correctoras para permitir la adaptación de la situación hospitalaria, al documento técnico del Instituto Nacional de Salud e Higiene en el Trabajo, ha supuesto una disminución del riesgo de exposición a los medicamentos peligroso por parte de todos los trabajadores expuestos.
5) La centralización de la preparación de los medicamentos peligroso, en la medida de lo posible, en la cabina de seguridad biológica clase II del Servicio de Farmacia Hospitalaria, supuso un aumento de la carga de trabajo con el consiguiente incremento del gasto en gestión.

7 Bibliografía

1. Center for Disease Control and Prevention (CDC)-National Institute for Occupational Safety and Health (NIOSH). Vigilancia médica de los trabajadores de la salud expuestos a medicamentos peligrosos. [Internet] Publicación nº 2007-117. Department of Health and Human Services (DHHS); 2007 [Consultado 3 mayo de 2019]. Disponible en: https://www.cdc.gov/spanish/niosh/docs/wp-solutions/2007-117_sp/default.html

2. González Álvarez A, López-Montenegro Soria MA, Albert Marí A, Martínez Gómez MA, Porta Oltra B, Jiménez Torres NV. Exposure to cytotoxic drugs among health care professionals. Farm Hosp. 2012;36:368-73.

3. Connor TH, Anderson RW, Sessink PJ, Broadfield L, Power LA. Surface contamination with antineoplastic agents in six cancer treatment centers in Canada and the United States. Am J Health-Syst Pharm AJHP Off J Am Soc Health-Syst Pharm. 1999;56(14):1427-32.

4. Sociedad Española de Oncología Médica, SEOM. Las cifras del cancer en España 2018. [Internet]. Madrid: SEOM; 2018 [Consultado 10 de mayo de 2019]. Disponible en: https://seom.org/seomcms/images/stories/recursos/Las_Cifras_del_cancer_en_Espana2018.pdf

5. Jochimsen PR. Handling of Cytotoxic Drugs by Healthcare Workers. Drug Saf. 1992;7(5):374-80.

6. Hon C-Y, Teschke K, Chua P, Venners S, Nakashima L. Occupational Exposure to Antineoplastic Drugs: Identification of Job Categories Potentially Exposed throughout the Hospital Medication System. Saf Health Work. 2011;2:273-81.

7. Dranitsaris G, Johnston M, Poirier S, Schueller T, Milliken D, Green E, et al. Are health care providers who work with cancer drugs at an increased risk for toxic events? A systematic review and meta-analysis of the literature. J Oncol Pharm Pract Off Publ Int Soc Oncol Pharm Pract. 2005;11(2):69-78.

8. Böhlandt A, Sverdel Y, Schierl R. Antineoplastic drug residues inside homes of chemotherapy patients. Int J Hyg Environ Health. 2017;220(4):757-65.

9. Burroughs G, Connor T, McDiarmid M. NIOSH Alert: preventing occupational exposure to antineoplastic and other hazardous drugs in health care settings. [Internet]. Publi No. 2004-165. Cincinnati, OH: Department of Health and Human Services (DHHS), NIOSH; 2004 [Consultado 06 de mayo de 2019]. Disponible en: http://www.cdc.gov/niosh/docs/2004-165/pdfs/2004-165.pdf

10. Kromhout H. Postulating a dermal pathway for exposure to anti-neoplastic drugs among hospital workers. Applying a conceptual model to the results of three workplace surveys. Ann Occup Hyg. 2000;44(7):551-60.

11. Pałaszewska-Tkacz A, Czerczak S, Konieczko K, Kupczewska-Dobecka M. Cytostatics as hazardous chemicals in healthcare workers' environment. Int J Occup Med Environ Health. 2019;32(2):141-59.

12. Real Decreto-Ley 16/2012, de 20 de abril, de medidas urgentes para garantizar la sostenibilidad del Sistema Nacional de Salud y mejorar la calidad y seguridad de sus prestaciones. BOE Nº 98 del 24 de abril de 2012.

13. Dirección General de Cartera Básica de Servicios del Servicio Nacional de Salud y Farmacia. Guía de buenas prácticas de preparación de medicamentos en servicios de farmacia hospitalaria. [Internet] Madrid: Ministerio de Sanidad, Asuntos Sociales e Igualdad; 2014 [Consultado 10 de mayo de 2019]. Disponible en: https://www.sefh.es/sefhpdfs/GuiaBPP_JUNIO_2014_VF.pdf.

14. ASHP technical assistance bulletin on handling cytotoxic and hazardous drugs. Am J Hosp Pharm. 1990;47(5):1033-49.

15. Connor TH, MacKenzie BA, DeBord DG, Trout DB, O'Callaghan JP. NIOSH List Of Antineoplastic and Other Hazardous Drugs in Healthcare setting 2016. [Internet] Publication No. 2016-161. Cincinati, OH: Department of Health and Human Services (DHHS), NIOSH; 2016 [Consultado 16 de mayo de 2019]. Disponible en: https://www.cdc.gov/niosh/docs/2016-161/pdfs/2016-161.pdf?id=10.26616/NIOSHPUB2016161

16. Instituto Nacional de Seguridad e Higiene en el Trabajo (INSHT). Medicamentos peligrosos. Medidas de prevención para su preparación y administración. [Internet].

Barcelona, INSHT; 2016. [Consultado 16 de mayo de 2019]. Disponible en: http:// www.insht.es/InshtWeb/Contenidos/Documentacion/FICHAS%20DE%20PUBLICACIONES/ EN%20CATALOGO/Higiene/2016%20medicamentos%20peligrosos/Medicamentos%20peligrosos.pdf

17. Ley 31/1995, del 8 noviembre, de Prevención de Riesgos Laborales. BOE nº 269 de 10 de noviembre 1995.

18. Real Decreto 39/1997, de 17 de enero, por el que se aprueba el Reglamento de los Servicios de Prevención. BOE nº 27 de 31 de enero de 1997.

19. Real Decreto 665/1997, de 12 de mayo, sobre la protección de los trabajadores contra los riesgos relacionados con la exposición a agentes cancerígenos durante el trabajo. BOE nº 124 de 24 de mayo de 1997.

20. Real Decreto 374/2001, de 6 de abril, sobre la Protección de la salud y seguridad de los trabajadores contra los riesgos relacionados con los agentes químicos durante el trabajo. BOE nº 104 de 1 de mayo de 2001.

21. Real Decreto 598/2015, de 3 de julio, por el que se modifican el Real Decreto 39/1997, de 17 de enero, por el que se aprueba el Reglamento de los servicios de prevención; el Real Decreto 485/1997, de 14 de abril, sobre disposiciones mínimas en materia de señalización de seguridad y salud en el trabajo; el Real Decreto 665/1997, de 12 de mayo, sobre la protección de los trabajadores contra los riesgos relacionados con la exposición a agentes cancerígenos durante el trabajo y el Real Decreto 374/2001, de 6 de abril, sobre la protección de la salud y seguridad de los trabajadores contra los riesgos relacionados con los agentes químicos durante el trabajo. BOE nº 159 de 5 de julio de 2015.

22. Instituto Nacional de Seguridad e Higiene en el Trabajo (INSHT). NTP 233: Cabinas de seguridad biológica. [Internet] INSHT; 1989. [Consultado 20 de mayo 2019]. Disponible en: https://www.insst.es/InshtWeb/Contenidos/Documentacion/FichasTecnicas/NTP/Ficheros/201a300/ntp_233.pdf.

23. Sociedad Española de Farmacia Hospitalaria (SEFH). Monografías de Farmacia Hospitalaria y Atención Primaria: Medicamentos Peligrosos (nº6). [Internet] Número 6. Barcelona: Bayer Hispania SL; 2016. [Consultado 23 de mayo de 2019]. Disponible en: https://www.sefh.es/fichadjuntos/Monografias_FH_Medicamentos_Peligrosos.pdf

24. Real Decreto 773/1997, de 30 de mayo, sobre disposiciones mínimas de seguridad y salud relativas a la utilización por los trabajadores de equipos de protección individual. BOE nº 140 de 12 de mayo de 1997.

25. Instituto Nacional de Seguridad e Higiene en el Trabajo (INSHT). Guía Técnica para la utilización por los trabajadores de equipos de protección individual. [Internet]. 2ª edición. Madrid: INSHT; 2012 [Consultado 23 de mayo de 2019]. Disponible en: https://www.insst.es/InshtWeb/Contenidos/Normativa/GuiasTecnicas/Ficheros/epi.pdf

26. Instituto Nacional de Seguridad e Higiene del Trabajo (INSHT). NTP 740: Exposición laboral a citostáticos en el ámbito sanitario. [Internet] INSHT; 2006. [Consultado 23 de mayo 2019]. Disponible en: http://www.insht.es/InshtWeb/Contenidos/documentacion/fichastecnicas/NTP/ficheros/701a750/ntp_740.pdf.

27. Consulenza Tecnica Accertamento Rischi e Prevenzione. La sicurezza in ospedale. Strumenti di valuazione e gestione del rischio: Fascicolo VII. Rischio chimico. Chemioterapici ed antiblastici. [Internet] 2ª Ed. Roma: INAIL; 2012. [Consultado 23 de mayo de 2019] Disponible en: https://www.inail.it/cs/internet/docs/alg-la-sicurezza-in-ospedalefascicolo-7.pdf

28. González-Haba Peña E, Gaspar Carreño M. Artículo especial: Sistemas cerrados desde la preparación hasta la administración de medicamentos peligrosos. Rev. OFIL. 2018;28(1):37-42

29. Nygren O, Olofsson E, Johannson L. NIOSH Definition of Closed-System Drug-Transfer Devices. Ann Occup Hyg. 2009;53(5):549

30. Instituto Nacional de Seguridad y Salud en el Trabajo (INSST). NTP 1.134. Exposición laboral a medicamentos peligrosos: sistemas seguros para su preparación. [Internet]. INSST; 2018. [Consultado 27 de mayo 2019]. Disponible en: https://www.insst.es/documents/94886/564690/ntp-1.134w.pdf/4d1dd655-13a5-49c9-be3e-9b29c2cc6b64

31. Alonso Herreros J; Cercos LLetí AC, Gaspar Carreño M, González-Haba Peña E, Marquez Peiró JF, Pernía Lopez MS. Estructura para la manipulación segura de medicamentos peligrosos: recomendaciones sobre instalaciones, SCTM y equipos de protección individual. En: Sociedad Española de Farmacia Hospitalaria. Monografías de Farmacia hospitalaria y de Atención Primaria: Medicamentos peligrosos. 6ª Ed. Barcelona:

Bayer Hispalia SL; 2016, p.32-69

32. Sociedad Española de Farmacia Hospitalaria (SEFH). Recomendaciones de los sistemas cerrados para el manejo de los medicamentos y productos peligrosos. [Internet]. Madrid: SEFH; 2017. [Consultado 27 de mayo de 2019]. Disponible en: https://www.sefh.es/sefhpdfs/SistemasCerrados_2017_Rcn.pdf

33. Instituto Nacional de Seguridad, Salud y Bienestar en el Trabajo (INSSBT). Buscador de información para trabajadores sanitarios sobre medicamentos peligrosos [Internet]. Madrid: INSSBT; 2016 [consultado 20 de mayo de 2019]. Disponible en: http://infomep.inssbt.es/

34. Association paritaire pour la santé et la sécurité du travail du secteur affaires sociales (ASSTSAS). Working Committee on the Safe Handling of Hazardous Drugs. Prevention Guide: Safe Handling of Hazardous Drugs. [Internet]. 1ªEd. Montreal,QC: ASSTSAS; 2008. [Consultado 17 de mayo de 2019]. Disponible en: http://www.irsst.qc.ca/media/documents/pubirsst/cg-002.pdf

35. Agencia Española de Medicamentos y Producctos Sanitarios (AEMPS). Grupo L de la clasificación ATC: Agentes antineoplásicos e inmunomoduladores. Grupo L de la clasificación ATC. [Internet] Madrid: AEMPS; 2016 [Consultado 29 de mayo de 2019]. Disponible en: https://www.aemps.gob.es/industria/etiquetado/conduccion/listadosPrincipios/grupo-L.htm

36. Agencia Española del Medicamento y Productos Sanitarios (AEMPS). Ficha técnica Ceritinib. [Internet]. Madrid: AEMPS; 2017. [Consultado 23 de marzo de 2019]. Disponible en: https://cima.aemps.es/cima/pdfs/es/ft/115999001/FT_115999001.pdf

37. U.S. National Library Of Medicine, DailyMed - ZYKADIA- ceritinib capsule [Internet]. [Consultado 23 marzo de 2019]. Disponible en: https://dailymed.nlm.nih.gov/dailymed/drugInfo.cfm?setid=fff5d805-4ffd-4e8e-8e63-6f129697563e

38. Canadian Institutes of Health Research, DrugBank. Ceritinib [Internet]. Alberta: Drugbank; 2017. [Consultado 23 marzo de 2019]. Disponible en: https://www.drugbank.ca/drugs/DB09063

39. Agencia Española del Medicamento y Productos Sanitarios (AEMPS). Ficha técnica Cobimetinib [Internet]. Madrid: AEMPS; 2015 .[Consultado 23 de marzo de 2019]. Disponible en: https://cima.aemps.es/cima/pdfs/ft/1151048001/FT_1151048001.pdf

40. U.S. National Library Of Medicine, DailyMed - COTELLIC- cobimetinib tablet, film coated [Internet]. Maryland; NIH: 2015 [Consultado 26 marzo de 2019]. Disponible en: https://dailymed.nlm.nih.gov/dailymed/drugInfo.cfm?setid=c387579e-cee0-4334-bd1e 73f93ac1bde6

41. Agencia Europea del Medicamento (EMA). Ficha Técnica Idelasib. [Internet]. Londres: EMA; 2014. [Consultado 26 de marzo de 2019]. Disponible en: http://ec.europa.eu/health/documents/community-register/2018/20180305140131/anx_140131_es.pdf

42. U.S. National Library Of Medicine, DailyMed - ZYDELIG- idelalisib tablet, film coated [Internet]. [Consultado 26 de marzo de 2019]. Maryland: NIH; 2015. Disponible en: https://dailymed.nlm.nih.gov/dailymed/drugInfo.cfm?setid=efbdafa9-d18c-4e85-b4a2-1e620fc74e50

43. Agencia Europea del Medicamento (EMA). Ficha Técnica Ixazomib. [Internet]. Londres: EMA; 2017 [Consultado 28 de marzo de 2019]. Disponible en: https://ec.europa.eu/health/documents/community-register/2016/20161121136234/anx_136234_es.pdf

44. U.S. National Library Of Medicine, DailyMed - NINLARO- ixazomib capsule [Internet]. Maryland: NIH: 2017. [Consultado 28 de marzo de 2019]. Disponible en: https://dailymed.nlm.nih.gov/dailymed/drugInfo.cfm?setid=fcef9088-ebab-4bd8-933f-c35f9c8bd50b

45. Agencia Española del Medicamento y Productos Sanitarios (AEMPS). Ficha técnica Lenvatinib. [Internet]. Madrid: AEMPS; 2015. [Consultado 28 de marzo de 2019]. Disponible en: https://cima.aemps.es/cima/pdfs/ft/1161128002/FT_1161128002.pdf

46. U.S. National Library Of Medicine, DailyMed - LENVIMA- lenvatinib capsule [Internet]. Maryland: NIH; 2015. [Consultado 28 de marzo de 2019]. Disponible en: https://dailymed.nlm.nih.gov/dailymed/drugInfo.cfm?setid=f4bedd21-efde-44c6-9d9c-b48b78d7ed1e

47. Agencia Europea del Medicamento (EMA). Ficha Técnica Lorlatinib. [Internet] Londres: EMA; 2018 [Consultado 1 de mayo de 2019]. Disponible en: https://www.ema.europa.eu/en/documents/product-information/lorviqua-epar-product-information_es.pdf

48. U.S. National Library Of Medicine, DailyMed - LORBRENA- lorlatinib tablet, film coated [Internet]. Maryland: NIH; 2018. [Consultado 1 de mayo de 2019]. Disponible en: https://dailymed.nlm.nih.gov/dailymed/drugInfo.cfm?setid=2b34d62d-e02a-4af3-bc0d-1571dd4ee76d

49. Canadian Institutes of Health Research, DrugBank drug information. Lorlatinib [Internet]. Alberta: Drugbank; 2018. [Consultado 1 de mayo de 2019]. Disponible en: https://www.drugbank.ca/drugs/DB12130

50. Agencia Europea del Medicamento (EMA). Ficha Técnica Nintedanib. [Internet]. Londres: EMA; 2014. [Consultado 1 mayo 2019]. Disponible en: https://www.ema.europa.eu/en/documents/product-information/vargatef-epar-product-information_es.pdf

51. U.S. National Library of Medicine, DailyMed - OFEV- nintedanib capsule [Internet]. Maryland: NIH; 2015. [Consultado 1 mayo 2019]. Disponible en: https://dailymed.nlm.nih.gov/dailymed/drugInfo.cfm?setid=da1c9f37-779e-4682-816f-93d0faa4cfc9

52. Canadian Institutes of Health Research, DrugBank drug information. Nintedanib. [Internet]. Alberta: Drugbank; 2015. [Consultado 1 mayo 2019]. Disponible en: https://www.drugbank.ca/drugs/DB09079

53. Agencia Europea del Medicamento (EMA). Ficha Técnica Osirmetinib.[Internet]. Londres: EMA; 2016. [Consultado 5 de mayo de 2019]. Disponible en: https://www.ema.europa.eu/en/documents/product-information/tagrisso-epar-product-information_es.pdf

54. U.S. National Library Of Medicine, DailyMed - TAGRISSO- osimertinib tablet, film coated [Internet]. Maryland: NIH; 2016. [Consultado 5 de mayo de 2019]. Disponible en: https://dailymed.nlm.nih.gov/dailymed/drugInfo.cfm?setid=5e81b4a7-b971-45e1-9c31-29cea8c87ce7

55. Canadian Institutes of Health Research, DrugBank drug information. Osimertinib [Internet]. Alberta: Drugbank: 2016. [Consultado 5 de mayo de 2019]. Disponible en: https://www.drugbank.ca/drugs/DB09330

56. Agencia Española del Medicamento y Productos Sanitarios (AEMPS). Ficha Técnica Palbociblib. [Internet] Madrid: AEMPS; 2016 . [Consultado 5 de mayo de 2019] Disponible en: https://cima.aemps.es/cima/dochtml/ft/1161147003/FT_1161147003.html

57. U.S. National Library Of Medicine, DailyMed - IBRANCE- palbociclib capsule [Internet]. Maryland: NIH; 2016. [Consultado 5 de mayo de 2019]. Disponible en: https://dailymed.nlm.nih.gov/dailymed/drugInfo.cfm?setid=e0e6412f-50b4-4fd4-9364-62818d121a07

58. Canadian Institutes of Health Research, DrugBank drug information. Palbociclib.[Internet]. Alberta: Drugbank; 2016. [Consultado 5 de mayo de 2019]. Disponible en: https://www.drugbank.ca/drugs/DB09073

59. Agencia Española del Medicamento y Productos Sanitarios (AEMPS). Ficha técnica Temozolomida. [Internet]. Madrid:AEMPS; 2014. [Consultado 10 de mayo de 2019]. Disponible en: https://cima.aemps.es/cima/dochtml/ft/09606003/FT_09606003.html

60. U.S. National Library Of Medicine, DailyMed - TEMOZOLOMIDE- temozolomide capsule [Internet]. Maryland: NIH; 2014. [Consultado 10 de mayo de 2019]. Disponible en: https://dailymed.nlm.nih.gov/dailymed/drugInfo.cfm?setid=2d599ccf-8e63-4ff1-aa52-4809744ea97a

61. Neyns B, Tosoni A, Hwu W-J, Reardon DA. Dose-dense temozolomide regimens: antitumor activity, toxicity, and immunomodulatory effects. Cancer. 2010;116(12):2868-77

62. Gaspar Carreño M, Achau Muñoz R, Torrico Martín F, Agún Gonzalez JJ, Sanchez Santos JC, Cercos Lletí AC, et al. Safe procedure development to manage hazardous drugs in the workplace. Farm Hosp Organo Of Expresion Cient Soc Espanola Farm Hosp. 2017;41(2):222-56

63. Agencia Española del Medicamento y Productos Sanitarios (AEMPS). Ficha Técnica Fenitoína. [Internet]. Madrid: AEMPS; 2008. [Consultado 20 mayo 2019]. Disponible en: https://cima.aemps.es/cima/pdfs/es/ft/65372/65372_ft.pdf

64. Agencia Española del Medicamento y Productos Sanitarios (AEMPS). Ficha Técnica Clonazepam. [Internet]. Madrid: AEMPS; 2009. [Consultado 20 mayo 2019]. Disponible en: https://cima.aemps.es/cima/pdfs/es/ft/52332/52332_ft.pdf

65. Matoses Chirivella C, Rodríguez Lucena FJ, Sanz Tamargo G, Murcia López AC, Morante Hernández M, Navarro Ruiz A. Administración de medicamentos por vía subcutánea en cuidados paliativos. Farmacia Hospitalaria. 2015;*39*(2):71-79.

66. López Briz E. Medicamentos biopeligrosos: nuevos retos, nuevas oportunidades. Farm Hosp. 2016;(2):124-30

67. González Álvarez A, López-Montenegro Soria MA, Albert Marí A, Martínez Gómez MA, Porta Oltra B, Jiménez Torres NV. Exposición a fármacos citotóxicos en el personal sanitario. Farm Hosp. 2012;36(5):368-73

68. García-Alcántara BG, Perelló Alomar C, Moreno Centeno E, Modamio P, Mariño EL, Delgado Sánchez O. Impact of the new handling recommendations for hazardous drugs in a hospital pharmacy service. Farm Hosp Organo Of Expresion Cient Soc Espanola Farm Hosp. 2017;41(2):257-69

69. Grupo Español de Consenso de Sociedades Científicas Españolas. Documento de consenso: Seguridad del paciente y del personal sanitario en la preparación y administración de medicinas peligrosas. [Internet]. Madrid: IESE; 2015. [Consultado 10 de junio de 2019]. Disponible en: http://panelfenin.es/uploads/noticias/pdf_noticia_315.pdf

70. Gaspar Carreño M. Desarrollo de un procedimiento para el manejo seguro de medicamentos peligrosos. Farm Hosp. 2017;(2):222-56.

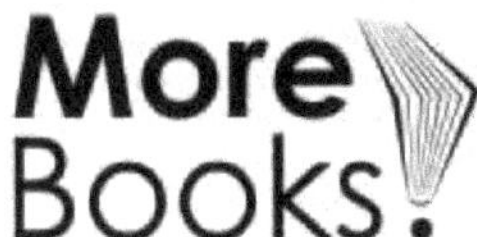

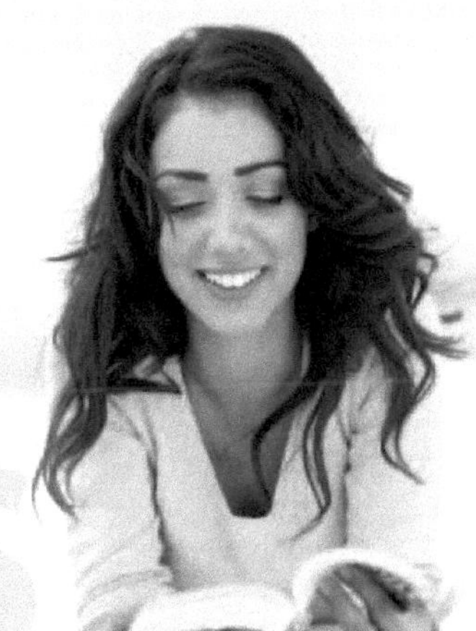

I want morebooks!

Buy your books fast and straightforward online - at one of world's fastest growing online book stores! Environmentally sound due to Print-on-Demand technologies.

Buy your books online at
www.morebooks.shop

¡Compre sus libros rápido y directo en internet, en una de las librerías en línea con mayor crecimiento en el mundo! Producción que protege el medio ambiente a través de las tecnologías de impresión bajo demanda.

Compre sus libros online en
www.morebooks.shop

KS OmniScriptum Publishing
Brivibas gatve 197
LV-1039 Riga, Latvia
Telefax: +371 686 204 55

info@omniscriptum.com
www.omniscriptum.com

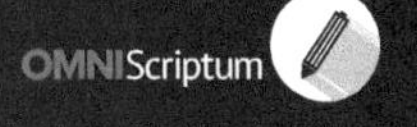

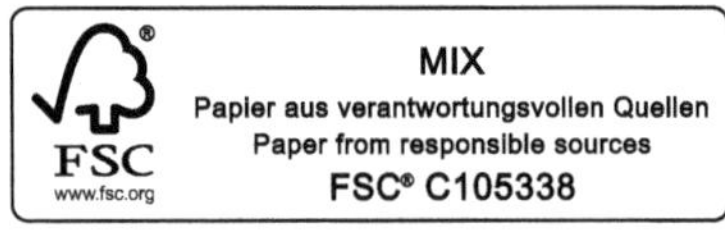

Printed by Books on Demand GmbH, Norderstedt / Germany